検診で使える！

心電図
自動診断と
つきあい方

三原純司 著
関口守衛

南山堂

執　筆

三原　純司　　三原内科循環器科クリニック　院長

関口　守衛　　元東京女子医科大学循環器内科　教授

元信州大学医学部第一内科　教授

執筆協力

島崎　栄二　　元杏林大学救急医学教室

元杏林大学保健学部　教授

三原　治人　　国際医療福祉大学熱海病院内科

滝口　恵一　　南篠崎さくら薬局　管理薬剤師

笹川　美咲　　三原内科循環器科クリニック　臨床検査技師長

序

　日本では健康診断の際，心電図検査を行うのが一般的ですが，健診に従事する医師が循環器を専門としていない場合も多く，一般内科医も心電図を苦手にしている場合が非常に多くみられます．

　現在の心電図は自動解析診断機能装置による診断が基本となっており，もはやその解析力も一定のレベルに達しているため，診断に困る例は少なくなってきています．しかし，自動診断のみに頼って判定を下し思わぬ間違いをおかすことが多々見受けられます．健診医，臨床医は心電図自動診断に加えて他の検査データや病歴などの臨床背景を考慮した上で総合的な判定結果を下す必要があり，いわば心電図自動診断との上手なつきあい方を学ばねばなりません．換言すれば，診断や治療の AI をいかにうまく使いこなすかということにも共通する課題です．

　本書では自動診断の結果で注目すべき点，加えて確認すべき点などについて症例形式で解説し，重要な関連事項も明示します．著者らが日々の臨床の中で発見したピットフォールや教訓を惜しみなく紹介します．心電図の基本的な読み方は知っているが，心電図を専門としない医師，研修医や臨床検査技師の方々にとって簡単に読めて，明日からの読影に少しでもお役にたてるよう願って編集しました．

　本書は 2 年にわたって「月刊保団連」に連載された「心電図の生き字引」および「診療研究」に掲載されたいくつかの原稿に加筆修正を加え，補足・再構成したものです．

2020 年 2 月

三原　純司

NAO，KOU，宏紀くん，由佳さんへ

CONTENTS

本書を読む前に

1. 心電図自動診断が得意なこと

　心電図自動診断は現在では，その解析精度が健診で95%，臨床で80%ともいわれています[1]．これはやや誇張としても，①客観的・均一に診断できる，②迅速である，③致死性不整脈に関してはほぼ100%正確に判断できる，④一度正常範囲と判定されれば，8割は緊急性はなく，信頼できる，といったことがいえると思います．QTc時間など細かい分野での各機種による相違は指摘されていますが，一般臨床医，研修医，健診医にとっての日常臨床では，正常洞調律の場合，PQ (PR)，QRS幅，QT (QTc) 間隔，P/QRS/T軸などは自分で算出するより，自動診断装置のコンピュータ測定のほうが正確であり，計測に時間をかけることは不要といえます．

2. 心電図自動診断が不得意なこと

　①偽陽性が多い，②記録用紙全体を俯瞰できないので，非致死性不整脈診断に弱い，③臨床診断との乖離がある，④電極の左右付け間違いや筋電図，呼吸性変動を感知できない場合がある，などです．自動診断装置について，各項で後述しますが，P波の検出が苦手で，心房細動の診断そのものの誤判定や心房粗動との混同がみられます．また，最初の数拍で自動診断がなされ，全体をみて総合判断できないため，変動する不整脈や二種以上が合併する不整脈は誤読が起きやすいです[2]．

　しかし，人の目だけの循環器専門医が読んだ結果でも100%正確ではないのです．

　心電図解析装置が大きな補助診断ツールであることは間違いなく，これをうまく利用する（付き合う）ことが重要と思われます．まさに，今いわれているAIの賢い利用法と共通であると思います．

3. 本書の対象

　本書は基本的な心電図の知識をもった上で健診や臨床に従事する医師が，それまでの学習や臨床上の盲点や穴を埋める目的で読むのに適しています．著者の一人である関口が50年以上の臨床経験から感じたピットフォールを中心に記載してあります．下記のような基本的な教科書を一通りマスターしている医師に読んでいただきたいと思います．また，循環器を専門としない他科の先生方，健診や診療に携わる臨床検査技師，看護師の方々にも読んでいただきたいです．

　本書は症例形式になっていますので，健診に従事する医師が，検査技師や看護師との定期的な勉強会として読影会をやっていただく際のテキストとしても適していると思います．

　また，本書の最後 (162，163頁) には見開きで，左に著者らの健診心電図の細かい所見と重症度分類・対応を，右に日本人間ドック学会の心電図判定マニュアルを参考にしたわれわれの重症度順の表をあげました．健診心電図の最終読影をして，チェックするのに適しています．

4. 本書の見かた（使い方）

①まず，心電図をみてください．
②次に所見を考え，自動診断を確認してください．
③右側の解説やコラムを読んでください．
④時間があったら，関連事項や掘り下げ解説を勉強してください．
⑤日々の検診では最後の頁 (162，163頁) を開き，参考にします．

お薦めの基本テキスト ··

・佐藤弘明：レジデントのためのこれだけ心電図．医事新報社，2018.
・武者春樹：心電図ポイント 30 ―初心者の為の標準 12 誘導心電図の読み方．ナップ，2009.

文献
1) フクダ電子社資料，2018.
2) 平岡昌和：心電図自動診断の限界．心電図．2015；35（2）：149-155.

註：健診とは健康診断の略で，地方自治体や会社で行われる，比較的大がかりなもので総合的に健康かどうか比較的，
　　大項目のみについて検査すること．検診は特定の病気を探すための検査で早期発見が目的です．本書では心疾患
　　の早期発見，心電図の自動診断を用いた上での精読という意味で，主として「検診」を使っています．

症例で学ぶ
心電図の自動診断結果と
検診医の最終診断

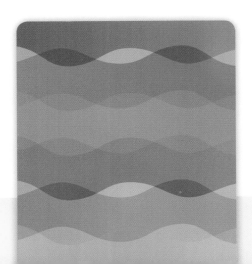

陳旧性心筋梗塞と異常Q波

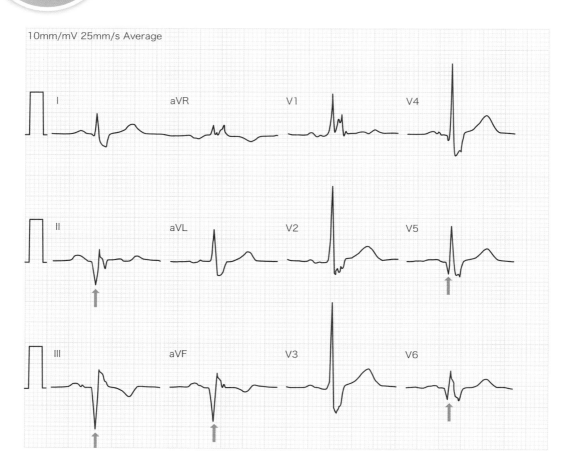

10mm/mV 25mm/s Average

心電図自動診断の結果

性別：男　年齢：69歳
心拍数　59 bpm　　ミネソタ (02-52)
PR 間隔　192 ms　　1-1-1　7-4
QRS 幅　154 ms
QT/QTc 間隔　486/486 ms
P/QRS/T 軸　58/ −68/ −1°
RV5/SV1 値　0.840 / 0.000 mV
RV5 + SV1 値　0.840 mV

1100　洞調律
2450　完全右脚ブロック〔R 波優勢 (V1)，QRS 幅 ≧ 120 ms，R 幅（Ⅰ, aVL, V4, V5, V6）
　　　< 99 ms, S 幅（Ⅰ, aVL, V4 V5 V6）≧ 39 ms〕

3534　側壁心筋梗塞（時期不明）[異常 Q 波 (V6)]
3534　側壁心筋梗塞（時期不明）[異常 Q 波 (II)]
9151　＊＊ abnormal ECG ＊＊＊

▶ 患者概要

　69 歳男性，家族歴に特記事項はありませんが，8 年前に心筋梗塞の既往があるとの自己申告がありました．現在も定期通院中とのことでした．

▶ この症例の読み方

　心電図をみてみると II，III，aVF，V₆ に異常 Q 波を認めます．心電図上は陳旧性下側壁心筋梗塞の診断となります．異常 Q 波の定義ですが，aVR 以外の誘導で，通常幅が 0.04 秒以上，深さが R 波の振幅の 1/4 以上の Q 波をいいます（心電図の色矢印）[1, 2]．陳旧性心筋梗塞の場合，すでに冠動脈 1 枝の支配領域の壊死を来していることが予想され，さらにもう 1 枝病変が起こると致死的状態となる可能性があるため見逃さないことが肝要です．

　本例の場合，定期通院中で専門医にかかっている可能性が大ですので，検診心電図判定は「治療中」としました．定期通院，診療が必要なケースです．以下，大事な点は，「陳旧性心筋梗塞を見逃さないこと」です．

▶ 検診医の最終判定

　治療中

本症例からの 学び

● 異常 Q 波をみた場合，**陳旧性心筋梗塞を見逃さないようにしましょう．**

文献
1)　森　博愛，西角影良，野村昌弘，渡部克介：心電図とベクトル心電図．医学出版社，2002.
2)　阿部一彦，関口守衛：Q 波異常の鑑別診断．診断と治療．2006；94：1469-1474.

これってホントに左室肥大？？
―ニセの左室肥大を見抜くコツ―

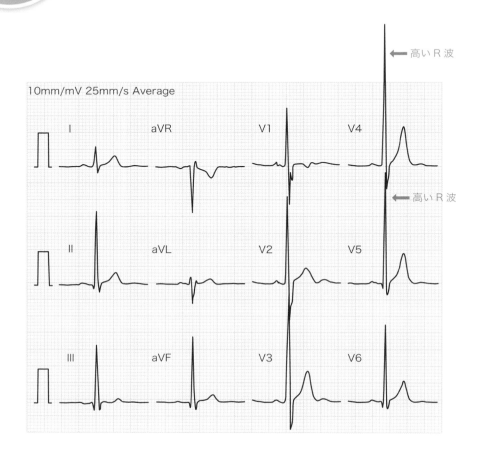

10mm/mV 25mm/s Average

← 高い R 波

← 高い R 波

心電図自動診断の結果

性別：男　　年齢：19 歳　　170.2 cm　　50.6 kg　　BMI 17.5　　119/76 mmHg
心拍数　　72 bpm　　　　ミネソタ (01-23)
PR 間隔　　124 ms　　　　3-1
QRS 幅　　104 ms　　　　9-4-1
QT/QTc 間隔　　358/382 ms
P/QRS/T 軸　　−7/78/37 °
RV5/SV1 値　　3.310 / 1.115 mV
RV5 ＋ SV1 値　　4.425 mV

1100　洞調律
5222　左室肥大の疑い (高い R による)
9131　＊＊ borderline ECG ＊＊＊

▶ **患者概要**

症例は 19 歳男性，家族歴および既往歴に特記事項はありません．
身長 170.2 cm，体重 50.6 kg，BMI 17.5，血圧 119／76 mmHg.

▶ **この症例の読み方**

コンピューター自動診断では高い R 波による左室肥大の疑いが記されています．しかし，胸壁が薄く心臓が心電図の誘導近くにある場合には R 波は増大します．

一般に，$RV_5 + SV_1$ が 40 mm 以上で左室肥大とされていますが，30 歳以下の男性の場合は 50 mm 以上とするのが妥当であるという見解もあります[1]．

また，漏斗胸や乳房手術後も R 波は高くなるので注意が必要です[2,3]．この場合，心室負荷を来す基礎疾患があるか，ST-T 変化があるか見極める必要があります．本例の場合，高血圧はみられず ST-T 変化もありません．BMI は 17.5 と低くやせ型体型によると考えられました．検診心電図としての判定は，現在健康としました．

「左室肥大の疑い」をみた場合，大事な点は，「高血圧などの基礎心疾患はないか？」，「体型はどうか？ やせはないか？」という点です．

▶ **検診医の最終判定**

現在健康

本症例からの 学び

● 「左室肥大の疑い」をみた場合，**「高血圧などの基礎心疾患はないか？」**，**「体型はどうか？ やせはないか？」** を確認しましょう．若いやせ型男性の場合，正常範囲のこともあります．

文献
1) 森 博愛，西角影良，野村昌弘，渡部克介：心電図とベクトル心電図．医学出版社，2002.
2) 関口守衛：目で見る心臓病〔Ⅰ〕．診断と治療．2000；88：1393-1399.
3) 関口守衛ほか：目で見る心臓病〔Ⅱ〕．診断と治療．2000；88：1759-1765.

中年女性の摩訶不思議なST-T変化

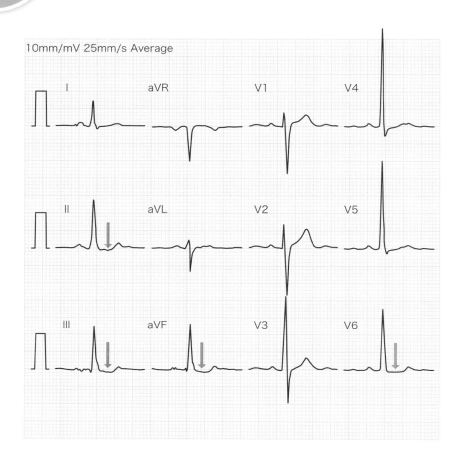

心電図自動診断の結果

性別：女　　年齢：56 歳　　161.3 cm　　75 kg　　BMI 25　　128/78 mmHg
心拍数　　75 bpm　　　ミネソタ (01-14)
PR 間隔　　160 ms　　　3-3-2
QRS 幅　　106 ms　　　5-4
QT/QTc 間隔　　392/420 ms 9-4-1
P/QRS/T 軸　　30/61/57 °
RV5/SV1 値　　2.505/1.375 mV
RV5 + SV1 値　　3.880 mV

1100　洞調律
4068　非特異的 T 波異常
9130　＊＊ borderline ECG ＊＊＊

▶ 患者概要

56 歳女性，血圧 128/78 mmHg，身長 161.3 cm，体重 75 kg，BMI = 25.
昨年の検診では「正常範囲」という判定で，通院歴などもありません.

▶ この症例の読み方

心電図で ST 低下や T 波の陰転化をみると動脈硬化性の虚血性心疾患を考える必要があります. 昨年の検診では「正常範囲」という判定でした. 日常生活も支障なく病院にも通院しておらず，あまり問題点はないであろうと推測されます. 本例は中年女性で，血圧は128/78 mmHg，身長 161.3 cm，体重 75 kg，BMI = 25 とあまり問題はないと思われます.

ある労働関連団体の心電図を 20 年以上，50 万例以上みてきた関口らの報告[1, 2]では，年齢をほぼ一致させて調べると女性は男性の約 10 倍の頻度で ST-T 異常がみられるということです. この理由については中年女性には，①いわゆる更年期障害が存在する，②自律神経障害が存在するなどが考えられます.

この中年女性の心電図異常の一群を著者らは**「中年女性の摩訶不思議な心臓病」**と称しています.

▶ 検診医の最終判定

要精検. 肢誘導のみの場合は要観察

本症例からの **学び**

● **女性は男性の約 10 倍の頻度で ST-T 異常がみられます**.
● その多くは問題なく正常と判断して差し支えありませんが，フォローは必要です.

文献
1) 関口守衛ほか：中・高年女性に多くみられる心電図 ST-T 変化の頻度を健診心電図の中に見出す調査研究. Therapeutic Reserch. 2004：25：2158-2162.
2) 関口守衛ほか：健診心電図の ST-T をどう読みどう対処するか. 診断と治療. 2004；92：1805-1807.

中年女性の ST-T 変化は運動負荷でさらに下がる！

　中年女性の ST-T 変化は無症候性で，運動負荷によりさらに顕著に低下することが多いのも特徴です．肢誘導によくみられますが，多くは問題のない症例と思われます．時に左側胸部誘導にみられることもあります．

　以下の症例は 47 歳女性のホルター心電図記録です（CM5 誘導）．運動時に ST が水平低下と思われる形で，明らかに低下しています．症状はないですが，心筋虚血を否定するため施行した冠動脈 MDCT では 3 枝とも異常ありませんでした．

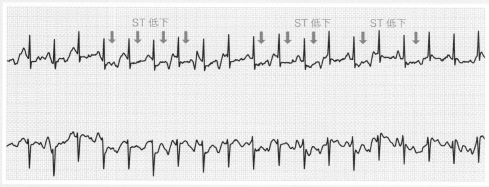

47 歳女性　ホルター心電図

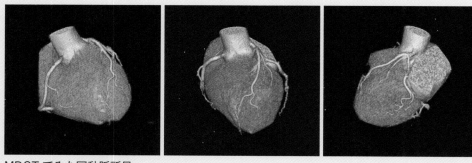

MDCT でみた冠動脈所見
Volume rendering（VR）による全体像．三枝とも正常.

高血圧症例の検診心電図に見られた
陰性U波―56歳女性―

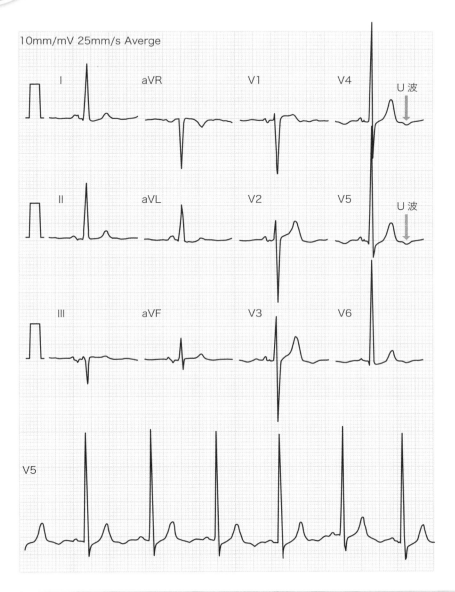

10mm/mV 25mm/s Averge

I　　　　aVR　　　　V1　　　　V4　　　U波

II　　　　aVL　　　　V2　　　　V5　　　U波

III　　　　aVF　　　　V3　　　　V6

V5

心電図自動診断の結果

性別：女　　年齢：56歳　　　153.3 cm　　58.3 kg　　BMI 29　　188/104 mmHg

心拍数　　84 bpm　　　ミネソタ (01-24)

PR 間隔　　134 ms　　　3-1

QRS 幅　　94 ms

QT/QTc 間隔　　350/391 ms

P/QRS/T 軸　　　　−6/21/48°
RV5/SV1 値　　　　3.375/1.580 mV
RV5 ＋ SV1 値　　 4.955 mV

1100　洞調律
4012　中程度の ST 低下
5233　左室肥大 (高い R による)
9150　＊＊ abnormal ECG ＊＊＊

➤ 患者概要

　56 歳女性で，体重 58.3 kg，BMI = 29. 前年度の検診結果は「現在健康」で，通院歴は特にありません. 血圧 188/104mmHg.

➤ この症例の読み方

　本症例は 56 歳女性で，身長 153.3 cm，体重 58.3 kg，BMI = 29 と肥満があり，いわゆる「やせ型女性」ではありません. 心電図自動診断では左室肥大 (高い R 波による) と打ち出されています. 実際の心電図をみると確かに左室肥大があり，軽度ながら I, aVL, V5〜V6 に ST 低下がみられます. 自動診断では中程度の ST 低下とされています. 前年度の心電図検査では「現在健康」と判定されていた記録があります. 以上のデータを踏まえて解析すると，昨年度は正常範囲なのに今回は血圧 188/104 mmHg なので，1 年間に高血圧が生じ，いわゆる「高血圧性心疾患 hypertensive heart disease (HHD)」で ST 低下所見が生じたことを示唆し，「要精検」として降圧などを含む問題点の解決を図る必要があります.

　それに加えて本例では自動診断にプリントされていない**陰性 U 波の所見が目立ちます** (色矢印). 特に V5 に顕著に現れています.

　陰性 U 波については文献によると，①高度な虚血性変化，②高血圧性心疾患，③高度の大動脈弁閉鎖不全，④その他でみられると記載されています. 本例ではこの 1 年の間に急激に高血圧が生じ，それによって ST 変化が生じたと考えられます. 降圧治療とともに，心エコー検査や冠動脈 MD-CT 検査が必要である可能性もあります. 本例は医師にかかっていないという現病歴ですので，検診判定は「要精検」とし専門医受診も勧めました.

➤ 検診医の最終判定

　要精検 (高血圧の加療を)

本症例からの 学び
● ST-T 変化だけではなく，U 波にも注目しましょう！

文献
・Surawicz B , Knilans T: Chow's Electrocardiography in Clinical Practice :Adult and Pediatrics. 6th Edit. Saunders, 2008.

心電図自動診断における心筋梗塞との診断をうのみにしない

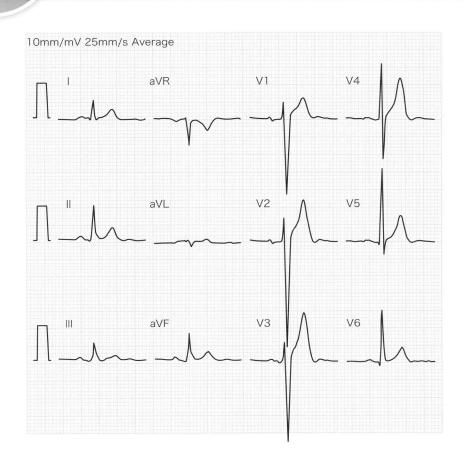

10mm/mV 25mm/s Average

心電図自動診断の結果

性別：男　　年齢：25 歳　　184.0 cm　　86.6 kg　　BMI 29　　186/84 mmHg

心拍数　　73 bpm　　　　ミネソタ（01-21）

PR 間隔　　158 ms　　　3-3-2

QRS 幅　　110 ms　　　9-2

QT/QTc 間隔　　366/392 ms　　9-5

P/QRS/T 軸　　1/64/52 °

RV5/SV1 値　　2.125/2.135 mV

RV5 + SV1 値　　4.260 mV

1100　洞調律

4136　前壁心筋傷害の疑い（急性心筋梗塞の可能性もあり）

9151　＊＊ abnormal ECG ＊＊＊

症例は 25 歳男性，既往歴，家族歴共に異常はありません．検診心電図の問診票のみの判断ですので喫煙歴は不明です．身長 184.0 cm，体重 86.6 kg，BMI 29，血圧 186/84 mmHg と肥満と高血圧を認めます．

➤ この症例の読み方

心電図をみると，全誘導で ST 上昇がみられます．ただ，この ST 上昇のみで「急性心筋梗塞の可能性あり」とされるのはいささか読み過ぎ over diagnosis と思われます．**心筋梗塞の心電図は一般的に，①異常 Q 波，② ST 上昇，③冠性 T 波の 3 所見**とされています[1]．

本例は，異常 Q 波はみられず，対側誘導の逆像 ST-T 変化も認められません．この広範囲な変化からは**虚血性心疾患は考え難い**と思います．また，左冠状動脈主幹部病変のような広範囲な心筋梗塞はどうなのか？　と質問される先生方がいらっしゃるかもしれませんが，**主幹部の場合，決め手となるのは ST 上昇ではなく ST 低下**です．左主幹部（LMT）閉塞にて右から側副血行が不十分な場合は，Ⅱ，Ⅲ，aVF の著明な ST 低下，Ⅰ，aVR，aVL，そして，限局した胸部誘導の ST 上昇を呈し，左主幹部狭窄の場合は，Ⅱ，Ⅲ，aVF の顕著な ST 低下さらに胸部誘導の広範な ST 低下を示すとされます．いずれも胸部および何らかの臨床症状や血行動態の変化があります．したがって**LMT 病変の場合は広範な ST 低下を見出されるかが早期担送の鍵**となります[2]．

当症例は検診診断初回例で昨年との比較もできず，この心電図から判断せざるを得ないですが，血圧が 186／84 mmHg と高く，おそらく**過緊張，自律神経亢進のために ST 上昇**が生じているのかもしれません．判定は「要精検」とし，専門医への受診を勧めたい症例です．

➤ 検診医の最終判定

要精検

本症例からの 学び

● 心電図自動診断における心筋梗塞との診断をうのみにしないようにしましょう．
● 若年健常者における軽度 ST 上昇例は過剰診断 over diagnosis の可能性があります．

文献
1）　森　博愛，西角彰良，野村昌宏，渡部亮介：心電図とベクトル心電図．医学出版社，p.88-99，2002.
2）　姫野泰雄，稲垣雅男，後藤剛：左主幹部閉塞による心筋梗塞急性期の心電図変化．心臓．1985：17：408-415.

aVR 誘導

　aVR 誘導は時として有用です．症例 5 で触れた急性心筋梗塞の際，責任冠動脈局在を推測できる他，たこつぼ症候群（後述）との急性期鑑別にも有用です．

表 心筋梗塞の責任病変枝診断

	左主幹部	前下行枝近位部
aVR	著しい上昇	基線上かやや上昇
V₁	軽度上昇	著しい上昇
ST 上昇の程度 備考	aVR > V₁ は特異的 aVR の ST 上昇が 1.5 mm 以上は死亡率 75%*	aVR < V₁

＊迅速にステントなどでの血行再建ができれば，予後はよくなると思われる．

これまでの学び

aVR 誘導での ST 上昇は，多枝病変（3 枝病変相応）か左主幹部（LMT）病変を考える．
前下行枝近位部病変の急性冠症候群（ACS）では，aVR は一般にあまり上昇しない．

文献
1)　唐川正洋：左主幹部病変による急性心筋梗塞の心電図—aVR 誘導の有用性—．関西医大誌．1993；45：188-195.
2)　Yamaji H et al: Prediction of acute left main coronary artery obstruction by 12-lead electrocardiography. ST segment evaluation in lead aVR with less ST segment elevation in lead V (1) . J Am Coll Cardiol.2002;35 (5) :1348-1354.

肥満による異常Q波

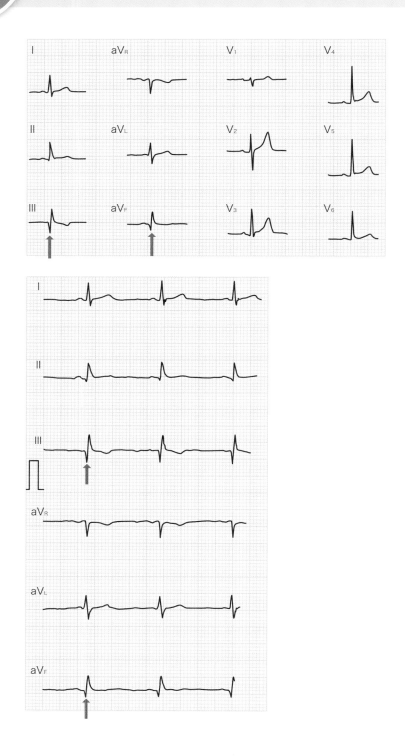

心電図自動診断の結果

性別：男　年齢：36 歳
176.2 cm　108.1 kg　BMI 36
心拍数　　62 bpm
R–R　　　0.964 秒
P–R　　　0.138 秒
QRS　　　0.104 秒
QT　　　 0.401 秒
QTc　　　0.408
軸　　　　38°
RV5　　　1.49 mV
SV1　　　0.25 mV
R + S　　1.74 mV

解析心拍　8
743　　　下壁梗塞の可能性
　　　　　Ⅲ，aVF（6）
　　　　　1-2-4
121　反時計回転
* — — — — — — — — *
＊ 異常の心電図 ＊
* — — — — — — — — *
　負荷判定—不可
コメント：
注意事項：
＊＊医師の確認を要す＊＊

▶ 患者概要

　症例は 36 歳男性，家族歴および既往歴に特記事項はありませんが，身長 176.2 cm，体重 108.1 kg，BMI = 36 と著明な肥満を認めます．

▶ この症例の読み方

　心電図をみてみますとⅡ，Ⅲ，aVF に Q 波がみられます．特にⅢ誘導と aVF 誘導は異常 Q 波と思われます．異常 Q 波を呈するのは心筋梗塞や心筋炎，心筋症といった虚血性心疾患・心筋疾患だけでなく，肥満や漏斗胸などの心臓の位置異常によってもみられることがあります[1]．

　本例は自動診断が「下壁梗塞の可能性」と打ち出されていますが，心筋梗塞に特有な ST-T 変化[2] を伴っておらず肥満による位置異常と考えられました．こうした場合，心電図読影において注意すべきこととして，詳細な臨床情報がないため，波形診断のみとし断言は避けます．ただ，慎重に精査を促す意味で「要精検」としました．

▶ 検診医の最終判定

　要精検

本症例からの 学び

● 異常 Q 波が検出された場合は，患者の体型なども一度確認しましょう．
● 健診の限界として詳細な臨床情報がない場合，波形診断のみとし断言は避けましょう．

文献
1）　阿部一彦，関口守衛：Q 波異常の鑑別診断．診断と治療．2000；94：1469-1474．
2）　渡辺　孝，湯浅和男：異常波形の読み方．日本メディカルセンター，2000．

完全左脚ブロック（その1）

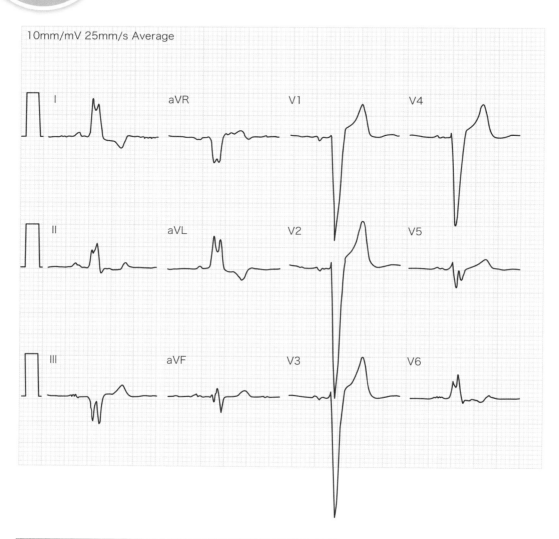

10mm/mV 25mm/s Average

I　aVR　V1　V4

II　aVL　V2　V5

III　aVF　V3　V6

心電図自動診断の結果

心拍数	66 bpm	ミネソタ　（02-52）
PR 間隔	146 ms	7-1
QRS 幅	144 ms	
QT/QTc 間隔	400/414 ms	
P/QRS/T 軸	22/ −3/134 °	
RV5/SV1 値	0.185/2.365 mV	
RV5 + SV1 値	2.550 mV	

1100　洞調律
2550　左脚ブロック〔S波優勢 (V1,V2)，QまたはS幅広い (V1,V2)，QRS幅≧ 140 ms，R
　　　　幅 (I, aVL, V6) ≧ 99 ms〕
9151　＊＊ abnormal ECG ＊＊＊

▶ 患者概要

　68歳女性，身長 157 cm，体重 50 kg．既往歴・家族歴ともに特記事項なし．

▶ この症例の読み方

　検診心電図は，① QRS間隔 144 ms，② V_5，V_6にて中隔qの消失，③ I，II，aVL，V_6のスラー（幅広い結節状）R波から完全左脚ブロックの診断となります．左脚ブロックは心疾患を合併することが多く，一応「要精検」といたします．なぜ「要精検」としたのでしょうか？　それは心電図上の不整脈やブロックがきっかけで発見される神経筋疾患もあるためです．詳しくは掘り下げ解説1をご参照ください．

▶ 検診医の最終判定

　要精検

本症例からの 学び

● 検診でみつかる左脚ブロックは多くが良性ですが，心電図上の不整脈やブロックがきっかけで発見される神経筋疾患もあります．
● 心エコー検査，CPK，筋電図，MRI などの検査もときに必要であることを念頭に置きましょう．

完全左脚ブロックについて（その1）

　完全左脚ブロック complete left bundle branch block（CLBBB）を2回に分けてまとめてみます．一部，重複しますが自験例も入れて解説します．症例7の心電図を念頭に読んでみましょう．

　診断基準：一般的には，① QRS間隔0.12秒以上，② V_5，V_6 のq波の消失，③左側胸部誘導（V_5，V_6）における心室興奮時間の延長，④左側胸部誘導におけるR波頂点のプラトー形成，R波上行または下行脚のスラーとされています[1]．

　定　義：心室内伝導系の左脚の主幹部または左脚の末梢における広範な障害とされています[1]．完全左脚ブロック時の心室内興奮伝導の特徴は，心室中隔の興奮過程の変化と左室自由壁の興奮の遅延です．これに伴って興奮消失過程が異常となり，いわゆる二次性ST-T変化がみられます．

　概　念：完全左脚ブロックの多くは器質的心疾患を伴い，機能的に生じることは少ないとされています．また，右脚ブロックに比べると頻度が少なく，予後不良とされています[2]．しかし，実際には精密検査によっても原因が明らかにされないものもあります．それが特発性左脚ブロック（良性左脚ブロック）と診断されます．検診の場合，病院来院患者と異なり，自覚症状がまったくないものも少なくありません．北島らは成人検診70,524例中，完全右脚ブロックは862例（1.2%），完全左脚ブロックは33例（0.05%）であったと報告しています[2,3]．また，渡辺らは過去の調査から完全左脚ブロックを呈しながら心臓病でないものは16%としています[4]．

　病　因：高血圧性心疾患 hypertensive heart disease（HHD），心筋症（肥大型心筋症，拡張型心筋症など），大動脈弁狭窄症，前壁心筋梗塞などがありますが，心外傷でもみられます．その他，先天性心疾患に合併したものもあるとされています．

　また，二次性心筋疾患（筋緊張性ジストロフィー，皮膚筋炎など）でも生じ，左室肥大，心不全を多くの症例で認めるとされています[5,6]．原因のわからないものは特発性（良性）とされます．

　左脚ブロックは右脚ブロックに比べて頻度が少なく，検診自験例では16,153例中6例（0.07%）で認められました[3,7]．心内膜心筋生検を行ってその病因を明らかにし得たのは3例でした．以下にその3症例を図1，図2，図3で供覧します[7]．

　①第1例は67歳女性で，右室の心内膜心筋生検で脂肪組織の増加を認め，不整脈原性右室心筋症 arrhythmogenic right ventricular cardiomyopathy（ARVC）[8]の左室への病変波及と考えられました（図1参照）．

　②第2例は41歳男性，若年発症の左脚ブロックで，心内膜心筋生検で心筋細胞の肥大，変性，線維化を認め，特発性拡張型心筋症 idiopathic dilated cardiomyopathy（DCM）と診断した症例（図2参照）．

　③第3例は組織学的に心筋炎後変化が認められ，ウイルス性心膜心筋炎と想定された症例でした（図3参照）．

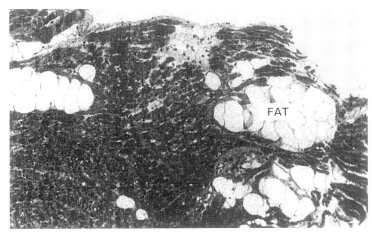

図1 1例目．右室心内膜心筋生検

脂肪組織（FAT）の増加が認められる．不整脈原性右室心筋症（ARVC）と思われる．

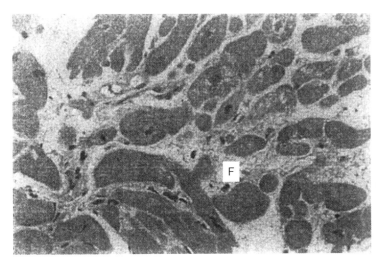

図2 2例目．右室心内膜心筋生検

心内膜下心筋の線維化（F），心筋細胞の肥大，変性が認められる．DCM の例

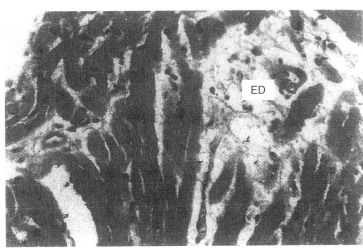

図3 3例目．右室心内膜心筋生検

心筋細胞の配列の乱れ，筋束の融解消失化，間質の浮腫（ED）などが認められ，軽度の心筋炎後変化と考えられた．

左脚ブロックのまとめとポイント（その1）

1. 左脚ブロックは右脚ブロックに比べると頻度は少なく，0.05 ～ 0.07％の頻度でした．

2. 病的心に多く，約8割に何らかの心疾患があり，基礎心疾患や神経筋疾患のない特発性（良性）は2割弱でした．

3. しかしながら，有症状で病院を受診する場合はより心有病率が高く，無症状の検診心電図の場合は，有病率がやや低く，特発性（良性）の率が高まると予想されます．

4. 心電図上の不整脈やブロックがきっかけで発見される神経筋疾患もあるので，クレアチンフォスフォキナーゼ creatine phosphokinase (CPK)，筋電図，MRI などの検査も必要であることを念頭に置く必要があると思いました．

文献
1) 森　博愛：心電図の基礎と臨床 − 循環器学へのアプローチ．医学書院，1990．
2) 北島　敦ほか：成人検診 70,524 例のコンピューター診断例と 16,153 例の専門医判定例における心電図異常所見の比較検討．Therapeutic Reseach．1999；20：347-350．
3) 北島　敦：心臓検診における心臓精密検査例の臨床的・病理学的分析．信州医誌．2000；48：105-120．
4) 渡辺　孝，湯浅和男：異常波形の読み方．日本メディカルセンター，2000．
5) 森　博愛ほか：心電図とベクトル心電図．医学出版社，2002．
6) 三原純司，工藤豊一郎ほか：多彩な上室性不整脈を呈し冠動脈病変および僧房弁と大動脈弁の石灰化を認めた皮膚筋炎の一例．循環器科．1989；26：413-419．
7) 北島　敦，関口守衛ほか：心生検によって病態を明らかにしえた検診発見の左脚ブロック3症例．診断と治療．2003；91：1979-1985．
8) 関口守衛ほか：不整脈原性右室心筋症ないし異形成症（ARVC/D）．日本臨床．2000；58：108-116．

完全左脚ブロック（その2）

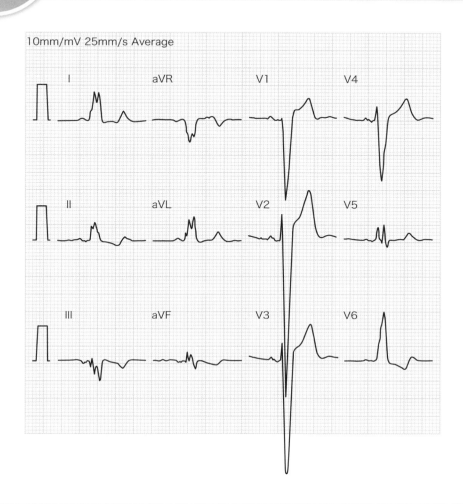

10mm/mV 25mm/s Average

I aVR V1 V4

II aVL V2 V5

III aVF V3 V6

心電図自動診断の結果

心拍数	63 bpm	ミネソタ (01-14)
PR 間隔	138 ms	7-1
QRS 幅	150 ms	4-1-2
QT/QTc 間隔	468/476 ms	
P/QRS/T 軸	0/0/ −35°	
RV5/SV1 値	0.480/2.320 mV	
RV5 + SV1 値	2.800 mV	

1100	洞調律
5234	左脚ブロック［QRS 幅 120 ms 以上，V1，V2 で Q，S 幅 80 ms 以上，Ⅰ，AVL，V6 の R 幅の和 250 ms 以上］
9150	＊＊ abnormal ECG ＊＊

➤ 患者概要

　68 歳，男性，身長 165.3 cm，体重 69.2 kg，BMI 23，血圧 150/80 mmHg．この検査当時に施行した「近親者の中で若年，中年で突然死した人はいませんか？」というアンケートでも該当はなく，まさに家族歴，既往歴とも問題ありません．

➤ この症例の読み方

　症例 7 と異なり，今回の症例は**男性**です．心電図自動診断では完全左脚ブロックと打ち出され，左脚ブロックは特発性のものと考えられます．ただ，判定は「**要精検**」とし，**循環器専門医のいる大病院や大学病院の受診を勧める**ことが妥当であると思われます．掘り下げ解説 2 もご参照ください．

➤ 検診医の最終判定

　要精検

本症例からの 学び

● 左脚ブロックは右脚ブロックに比して頻度は少ないですが，何らかの心筋病変が存在する可能性が高いと考えられます．

完全左脚ブロックについて（その2）
―間欠性左脚ブロックからレブ病，ルネーグル病まで―

　左脚は右脚に比べて太く，障害を受けにくいのですが，左脚ブロックを認めたときは高度な心筋病変による場合が多いとされています．一般的には虚血性心疾患，高血圧性心疾患，特発性心筋症，心筋炎，二次的心筋疾患など器質的心病変に伴って現れると考えられ，予後不良といわれています．基礎疾患の明らかでない障害の場合はレブ Lev 病[1]（表 1），ルネーグル Lenegre 病[2]（表 2）によることがあります．しかし，検診例では明らかな心疾患があるかどうか不明の場合も多いです．

　左脚ブロックは右脚ブロックに比べると頻度が少なく，検診自験例では 16,153 例中 6 例（0.07 ％）に認められました[3]．

　ここでは掘り下げ解説 1 に引き続き，左脚ブロック症例の中で心内膜心筋生検を行い，その病変を明らかにし得た 3 症例を，よりわかりやすく提示して解説します[4]（図 1）（写真は再掲）．解説 1 と重複していますが，この 3 例の年齢，症状，経過，組織像の違いを確認して下さい．

[症例 1]

　67 歳女性．脚ブロック波形と正常波形が交互にみられ，これは**間欠性左脚ブロック**といわれます．本例の場合，臨床的に不整脈原性右室心筋症 / 異形成 arrhythmogenic right ventricular cardiomyopathy/dysplasia（ARVC/D）が存在し，心尖部は心室瘤様所見のため，ARVC/D の左室への波及と思われました[5]（図 1）．

[症例 2]

　41 歳男性．20 歳代という若年発症の完全左脚ブロック complete left bundle branch block（CLBBB）で，40 歳代になってうっ血性心不全を来し，右室心筋生検では心筋細胞肥大，変性，線維化があり，拡張型心筋症 dilated cardiomyopathy（DCM）と考えられました（図 1）．

[症例 3]

　40 歳女性．心筋生検で postmyocarditic change；slightly suggestive の所見で，心筋炎の修復機転があると考えられました．病歴をみると検診で完全左脚ブロックが認められた 3

表1 Lev 病（レブ病）

Lev 病[1]（レブ病）：高齢者の刺激伝導系の老年性変性．中心線維体などの心臓骨格 cardiac skelton の石灰化，変性，線維化病変によって生じる．

Lev：アメリカの心臓病理学者

表2 Lenegre 病（ルネーグル病）

Lenegre 病[2]（ルネーグル病）：中高齢者で他に心疾患の合併をみない伝導系障害，伝導系の硬化変性による．病変は左右両脚にび慢性に存在（線維性置換）する．特発性房室ブロックに進展することがあり，突然死の危険性がある．

Lenegre：フランスの心臓病理学者

[症例 1]
〈性・年齢〉 67 歳, 女性
〈臨床症状〉 なし
〈受診動機〉 心電図異常
〈心電図所見〉 間欠性完全左脚ブロック
〈病理診断〉 不整脈原性右室心筋症／異形成

〈症例 1 の組織像〉（再掲）

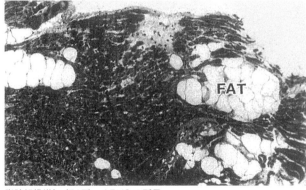

脂肪組織増加（FAT） ARVC の所見

[症例 2]
〈性・年齢〉 41 歳, 男性
〈臨床症状〉 労作時息切れ
〈受診動機〉 心電図異常
〈心電図所見〉 完全左脚ブロック
〈病理診断〉 拡張型心筋症

〈症例 2 の組織像〉（再掲）

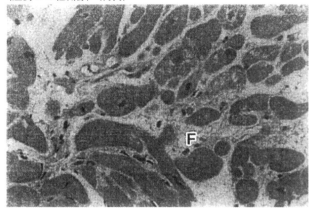

線維化（F）, 肥大, 変性, DCM の像

[症例 3]
〈性・年齢〉 40 歳, 女性
〈臨床症状〉 なし
（3〜4ヵ月前胸部痛, 自制内）
〈受診動機〉 心電図異常
〈心電図所見〉 完全左脚ブロック
〈病理診断〉 心筋炎後変化

〈症例 3 の組織像〉（再掲）

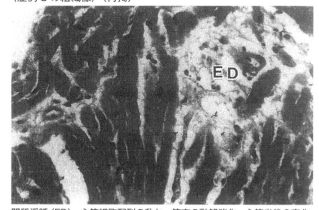

間質浮腫（ED）, 心筋細胞配列の乱れ, 筋束の融解消化, 心筋炎後の変化

図1 心内膜心筋生検（症例 1・症例 2・症例 3）

～4ヵ月前から繰り返す胸痛とその緩解がありました．潜在性のウイルス感染があったかもしれません．RI 検査でも心筋炎後変化と一致しました（図 1）．

左脚ブロックのまとめとポイント（その 2）

1. 左脚ブロックは右脚ブロックに比して頻度は少ないですが，一般における有病率は高いと考えられ，何らかの心筋病変が存在する可能性が高いと考えられます．
2. 間欠性左脚ブロックが存在する場合は，一般の左脚ブロック同様の精査が必要です．
3. 若年発症でも年を経て病変・臨床症状を現す場合もあり，定期的なフォローアップが大事であると思います．
4. 基礎疾患の明らかでない左脚ブロックにはレブ Lev 病 [1] やルネーグル Lenegre 病 [2] があり，厳重な経過観察と，伝導障害の進行があった場合，必要であればペースメーカー治療を考慮します．

文献
1) 岡田了三：Lev 病．別冊日本臨床，循環器症候群Ⅳ，p.515-518，日本臨床社，1996.
2) Lenegre J:Etiology and Pathology of bilateral bundle branch block in relation to complete heart block. Prog Cardiovasc dis.1964;6:409-444.
3) 北島 敦ほか：成人健診 70,524 例のコンピューター診断と 16,153 専門医判定例における心電図異常所見の比較検討．Therapeutic Reseach. 1999；20：345-347.
4) 北島 敦，関口守衛ほか：心生検によって病態を明らかにしえた健診発見の左脚ブロック 3 症例．診断と治療．2003；91：1979-1985.
5) 関口守衛ほか：不整脈原性右室心筋症ないし異形成症（ARVC/D）．日本臨床．2000；58：108-116.

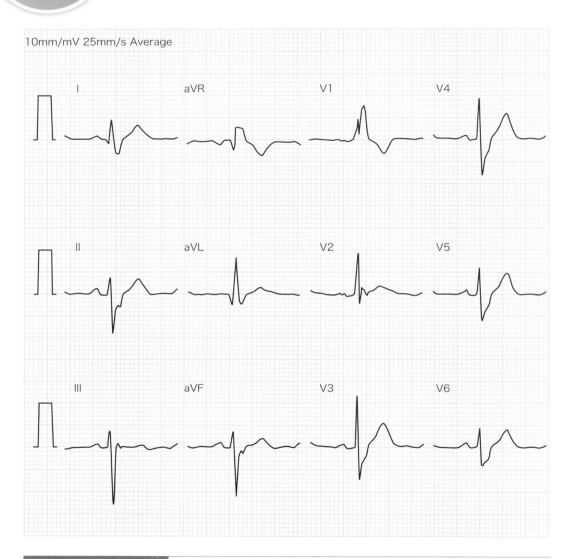

10mm/mV 25mm/s Average

I　　　　aVR　　　　V1　　　　V4

II　　　　aVL　　　　V2　　　　V5

III　　　　aVF　　　　V3　　　　V6

心電図自動診断の結果

性別：男　　年齢：70 歳　　　150.4 cm　　48.5 kg
心拍数　　82 bpm
PR 間隔　　154 ms
QRS 幅　　142 ms
QT/QTc 間隔　　392/431 ms
P/QRS/T 軸　　56/ −77/35 °
RV5/SV1 値　　0.630 / 0.0 mV
RV5 + SV1 値　　0.630 mV

```
1100   洞調律
2450   完全右脚ブロック
2630   左脚前枝ブロック
9151   ＊＊ abnormal ECG ＊＊＊
```

> ▶ 患者概要

　70 歳男性，身長 150.4 cm，体重 48.5 kg，BMI 21.5 で，職業は会社経営．既往歴なく，現病歴も特に問題なし，自覚症状なく活動的に仕事をしている高齢男性です．

> ▶ この症例の読み方

　検診心電図は著明な完全右脚ブロックと左脚前枝ブロックを認めました．要精検にて冠動脈造影も含む諸検査の結果，心筋症や虚血性心疾患を疑う所見もなく，基礎疾患はないと思われました．ただ，僧帽弁輪石灰化および大動脈，大動脈弁の石灰化は著明でした．しかし，大動脈弁狭窄症はありませんでした．

> ▶ 検診医の最終判定

　要精検

本症例からの 学び

● これはレブ Lev 病の典型例と考えられた一例です．レブ病は古典的には，僧帽弁・三尖弁・大動脈弁口を連結し，房室間を仕切る中心線維体左側の変性・石灰化により，His 束や両脚基部に発生する伝導障害とされ，心筋症や虚血性心疾患がなく，①完全右脚ブロック＋左軸偏位，②完全左脚ブロックから間欠的に起こる房室ブロックなどを呈するとされています．典型的にはルネーグル Lenegre 病は両脚のみが線維化されるので異なるとされていましたが，現在ではその中間型，移行型もあるといわれています．いずれにしても，このような，病変の主座が心筋ではない特発性 2 束ブロックが存在するということを頭の片隅に入れておきたいです．

文献
1) 岡田了三：Lev 病．別冊日本臨床．循環器症候群，p.515-518, 日本臨床社，1996.
2) 北島　敦，関口守衛ほか：心生検によって病態を明らかにしえた健診発見の左脚ブロック 3 症例．診断と治療．2003；91：1979-1985.

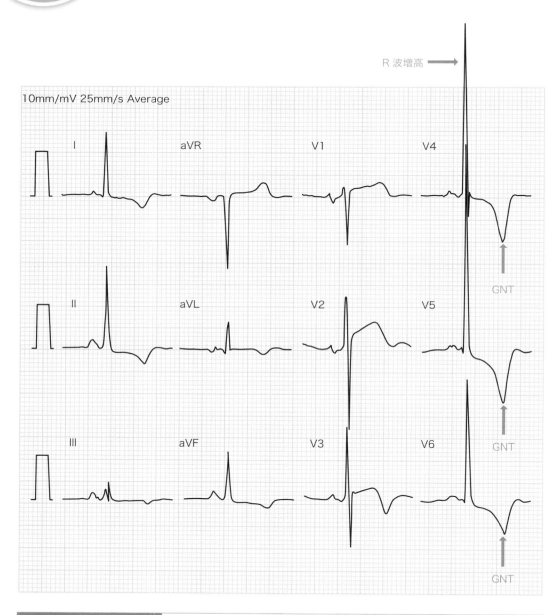

R 波増高 ➡

10mm/mV 25mm/s Average

I   aVR   V1   V4

GNT

II   aVL   V2   V5

GNT

III   aVF   V3   V6

GNT

心電図自動診断の結果

心拍数	63 bpm	ミネソタ (01-21)	
PR 間隔	138 ms	3-1	9-4-1
QRS 幅	96 ms	4-1-2	
QT/QTc 間隔	460/468 ms	5-1	

P/QRS/T 軸　　　61/ −43/219 °　　9-2
RV5/SV1 値　　　4.715/1.100 mV
RV5 + SV1 値　　　5.815 mV

1100　洞調律
5234　ST − T 変化を伴う左室肥大
6220　左房負荷の疑い
9151 ＊＊ abnormal ECG ＊＊＊

▶ 患者概要

　68 歳男性で，身長 166.5 cm，体重 55.5 kg，BMI 19，血圧 149/46 mmHg です．

▶ この症例の読み方

　心電図をみると V$_4$ 〜 V$_6$ に R 波増高と巨大陰性 T 波 giant negative T wave (GNT) を認めます．特に後者の所見が著しく目立ちます．
　本例のような**巨大陰性 T 波例は心エコー検査をはじめとする精査と経過観察が重要**です．掘り下げ解説 3 もご参照ください．

▶ 検診医の最終判定

　要精検

本症例からの 学び

●巨大陰性 T 波は心筋症だけではなく高血圧性心疾患でもみられることがあります．
●いずれの原因にしても精密検査と経過観察などの厳重なフォローアップが必要な病態です．

巨大陰性T波について

　わが国最初の巨大陰性 T 波 giant negative T wave (GNT) の報告としては，Sakamoto ら[1]が V4～V6 でマイナス 1.2 mV 以上の陰性 T 波について，狭心症や心筋梗塞発作のない例で心エコー検査を検討し，左室心尖部に限局した心肥大を認め，これを asymmetrical apical hypertrophy (AAH) と呼び，肥大型閉塞性心筋症 hypertrophic obstructive cardiomyopathy (HOCM) における非対称性中隔肥大 asymmetrical septal hypertrophy (ASH) と対比して説明しています．次いで Yamaguchi らの報告[2]では左室造影像および超音波断層図において求心性心尖部肥大所見としてスペード様形態 spade-like configuration を認めたと述べています．この論文が出た後で Yamaguchi-Disease と呼称している研究者がみられるようになっていました．

　これらの報告とは別の観点から森本ら[3]は集団検診 34,000 例の中にみられた巨大陰性 T 波症例について左室造影，心エコー検査および心内膜心筋生検所見を調べ，巨大陰性 T 波＝心尖部肥大 apical hypertrophy (APH) とは限らない症例を提示しました．巨大陰性 T 波症例の 30～40%は肥大型心筋症ではなく高血圧性心疾患 hypertensive heart disease (HHD) で，しかも軽症高血圧例も多く含まれると報告し，坂本らの見解に異論を唱えています．また，北島，関口ら[4]は「健診心電図から心疾患を診断する」論文シリーズの中で巨大陰性 T 波例の 80%に RI 検査で心筋症の存在を推定しています．

　最近は「たこつぼ心筋症」[5]において巨大陰性 T 波がみられ，しかもそれが一過性であり消滅してしまうとされています．「たこつぼ症候群」については掘り下げ解説 4 (p.36) で述べます．独特の画像所見なので図 1 に示します．経過観察が重要です．

▌ 巨大陰性 T 波のまとめとポイント

1. 巨大陰性 T 波は心尖部肥大型心筋症（Maron V 型）のほか，心筋梗塞，脳血管疾患，心手

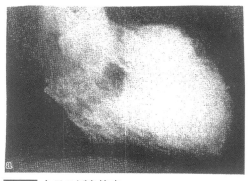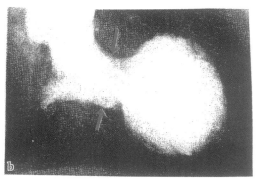

図1　たこつぼ心筋症
左室造影像　左写真 a：右前斜位における左室造影像（拡張終期）　右写真 b：左室造影像（収縮終期）
左室心尖部はほとんど無収縮で，心底部（矢印）は代償するかのように過収縮を起こしている．

術後，たこつぼ型心筋障害などでみられます．Adams-Stokes 症候群回復後にもみられる報告があります[6, 7]．

2. 肥大型心筋症の場合，心尖部のみの肥厚は原典にはありませんが，Maron 分類 V 型として扱われます．これはまた日本人に多いとされます[8]．

3. 巨大陰性 T 波は心筋症だけではなく高血圧性心疾患でもみられることがあります．

4. いずれの原因にしても精密検査と経過観察などの厳重なフォローアップが必要な病態です．

文献
1) Sakamoto T et al:Giant T wave invasion as a manifestation of asymmetrical apical hypertrophy（AAH）of the left ventricle.Jap. Heart J.1976;17:611-629.
2) Yamaguchi M et al:Hypertrophic nonobstructive cardiomyopathy with giant negative Twaves（Apical hypertrophy）:Ventriculographic Features in 30 patients.Am.J.Cardiol.1979; 44:401-412.
3) 森本紳一郎ほか：集団検診 34000 例における巨大陰性 T 波の出現頻度とその観血的検査所見 9 例の検討．呼吸と循環．1981；29：1237- 1245.
4) 北島　敦，関口守衛，矢崎善一：健診で発見された巨大陰性 T 波（GNT）を心生検によって鑑別診断した 3 症例．診断と治療．2003；91：1783-1789.
5) 森本紳一郎ほか：話題の心筋症 1）たこつぼ心筋症．病理と臨床．2011；29, 145-148.
6) 森本紳一郎ほか：巨大陰性 T 波，診断と治療．1983；71：2247-2253.
7) 渡辺　孝ほか：T 変化，異常波形の読み方．日本メディカルセンター．2000.
8) Maron BJ et al: Contemporary definitions and classification of the cardiomyopathies: an American Heart Association scintiffic Statement from the Council on Clinical Cardiology, Heart Failure and Transplantation Committee; Quality of Care and Outcomes Research and Functional Genomics and Transplantational Biology Interdisciplinary Working Groups; and Council on Epidemiology and Prevention. Circulation.2006; 113: 1807-1816.

左房負荷（拡大）のみの心電図自動診断が あったら何を考えるか

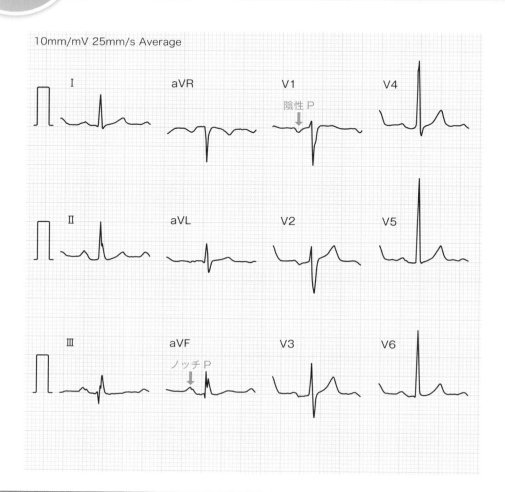

10mm/mV 25mm/s Average

I aVR V1 V4
陰性 P

II aVL V2 V5

III aVF V3 V6
ノッチ P

心電図自動診断の結果

心拍数	96 bpm	ミネソタ (01-21)
PR 間隔	182 ms	9-4-1
QRS 幅	98 ms	
QT/QTc 間隔	344/397 ms	
P/QRS/T 軸	64/44/32 °	
RV5/SV1 値	2.215/0.995 mV	
RV5 + SV1 値	3.210 mV	

1100 洞調律
6220 左房負荷の疑い
9131 ＊＊ borderline ECG ＊＊＊

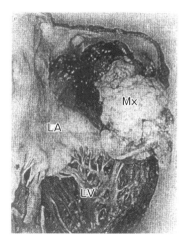

図1 左房負荷付図

左房負荷の心電図所見を呈していた45歳女性例（自験例）が，心臓手術予定の時期に急死した剖検例の写真．左心房（LA）の心房中隔辺りに発生していた粘液腫（MX）が確認された．この当時は断層心エコー図検査が利用されていなかったので手術前診断は不可能であった[3]．左房のほとんどを占拠している．

▶ **患者概要**

　53歳男性で，身長173.1 cm，体重80.2 kg，BMI 27，血圧143/92 mmHg．既往歴，家族歴，受診歴に特記事項はありません．

▶ **この症例の読み方**

　心電図をみてみるとⅡ，Ⅲ，aVFのP波はやや幅が広く，小さいながら結節（ノッチ）を示しています．V_1では深い陰性P波を示し，心電図自動診断では「左房負荷」所見と診断されています．左房負荷所見をみた場合，僧帽弁疾患，高血圧性心疾患，漏斗胸，その他大動脈弁疾患，うっ血性心不全などを考えなくてはなりません[1]．漏斗胸の場合はV_1で深い陰性P波，r波増高不良，V_2の陰性T波などが特徴とされています[2]．本例の場合はそうした所見はみられません．以上の考察は一般的な参考書にも記されている事項ですが，さらに「単発的な左房負荷所見」の中で疑わなくてはならないのは"左房粘液種"です[3]（図1参照）．本例の場合は，何か「左房負荷」の原因となる心疾患がないか？　心エコー検査などを含む精査が必要なため「要精検」としました．

▶ **検診医の最終判定**

　要精検

本症例からの 学び

- 左房負荷は僧帽弁疾患，高血圧性心疾患，大動脈弁疾患，その他漏斗胸でも起こります．
- R波やST-T変化のない単独の（孤立性）左房負荷は左房粘液種も考える必要があります．

文献
1) 森　博愛ほか：心房負荷：心電図とベクトル心電図．医学出版社，2002．
2) 阿部一彦，関口守衛：Q波異常の鑑別診断．診断と治療．2006；94：1469-1474．
3) 関口守衛，今野草二：心臓腫瘍．肺と心．1972；19：117-135．

巨大陰性T波とたこつぼ症候群

巨大陰性 T 波とは

　巨大陰性 T 波 gient negative T wave (GNT) は 10 mm (1 mV) 以上の深い T 波と定義され，検診中 0.05％に認められます．これをみた場合，まず，肥大型心筋症 hypertrophic cardiomyopathy (HCM)，ことに心尖部肥大型心筋症 apital hypertrophic cardiomyopathy (APHCM) と高血圧性心疾患 hypertensive heart disease (HDD) を念頭に置く必要がありますが，他にもいろいろな病態で出現します．例えばクモ膜下出血 subarachnoid hemorrhage (SAH) などの脳血管疾患は有名で，自律神経やカテコラミンの関与が推定されています．他に非 Q 波心筋梗塞，心筋炎，ペーシング後，サルコイドーシス，好酸球増加症候群 hypereosinophilic syndrome (HES)，心 Fabry 病，たこつぼ症候群などにも出現します（表 1）．

表1 巨大陰性 T 波がみられる病態

・心筋梗塞
　　特に非 Q 波心筋梗塞
・心肥大〜心尖部肥大型心筋症，高血圧性心疾患，心 Fabry 病，心サルコイドーシス
・心筋炎
・脳血管障害〜クモ膜下出血，脳出血など
・たこつぼ症候群回復期
・褐色細胞腫　　　　　　　　　　　　　　　　　　　　　　　　　　　　　　　　など

表2 たこつぼ症候群の診断基準（ESC 心不全分科会声明）

1．左右心室筋の一過性局在性の壁運動異常．ストレス因子が先行するが必発ではない．
2．局所性壁運動異常は単独の冠動脈支配領域に一致しない．しばしば全周性の壁運動低下を呈する．
3．急性粥腫破綻，血栓，解離を含む冠動脈硬化病変や一過性壁運動低下の原因となる肥大型心筋症やウイルス性心筋炎などを認めない．
4．新規可逆性の心電図所見（ST 低下・上昇，左脚ブロック，陰性 T 波，QT 延長）を急性期（3ヵ月間）に認める．
5．急性期に BNP または NT-proBNP の有意な上昇がある．
6．トロポニンは上昇するが，壁運動異常の程度に比し小さい．
7．3〜6ヵ月のフォローアップで心室壁運動の回復を認める．

（Lyon AR et al: Current state of knowledge on Takotsubo syndrome: a Position Statement from the Taskforce on Takotsubo Syndrome of the Heart Failure Association of the European Society of Cardiology. Eur J Heart Fail. 2016;18 (1) :8-27.) より抜粋

表3 ST 上昇部位による鑑別

	たこつぼ	左主幹部梗塞	前下行枝近位部梗塞
aVR	↓あるいは→	↑↑	→あるいは↗
V₁	↓あるいは→	→あるいは↗	↑↑
aVR/V₁ 上昇比	上昇しない	1 以上	1 以下

たこつぼ心筋症について

　たこつぼ心筋症は高齢女性に多く，主に急性ストレス性カテコラミン心筋症で，急性冠症候群との鑑別が必要になります．しかし，この病態はさまざまな病因，疾患に伴って発症するため，たこつぼ症候群というのが適しています（表2）．

　たこつぼ症候群は発症超急性期において胸痛や呼吸苦とともに心電図でⅠ，aVL，V₂〜V₆などで ST 上昇を呈します．その後，48 時間以内に巨大陰性 T 波と QTc 延長を認めることが多いとされます．急性冠症候群 acute coronary syndrome（ACS）との鑑別上，冠動脈造影は必要ですが，その前の心電図検査である程度，迅速に診断を絞り込んでおくことが可能です．

- 急性期は心電図上，心筋梗塞との鑑別が必要です．
- aVR 誘導で ST 低下し，V₁ 誘導で ST 上昇を認めない場合，90％以上の確率で「たこつぼ症候群」とし，急性前壁梗塞と鑑別できるとされます（表3）．
- aVR 誘導で ST 上昇，他誘導で ST 上昇も伴う場合は，左主幹部病変および多枝病変を疑い，重症化を意味します．
- 胸痛を呈し，aVR 誘導で ST 低下を示すのは急性心膜炎とたこつぼ症候群です．

文献
・北島　敦，関口守衛，矢崎善一：健診で発見された巨大陰性 T 波（GNT）を心生検によって鑑別診断した3症例．診断と治療．2003；91：1783-1789．
・明石嘉浩：胸痛：たこつぼ症候群．呼吸と循環．2016；64（3）：243-250．
・小菅雅美：たこつぼ症候群の心電図．循環器内科．2018；83（3）：225-231．

肥大型心筋症の診断
―異常Q波の鑑別診断（非梗塞，非肥満例）―（その1）

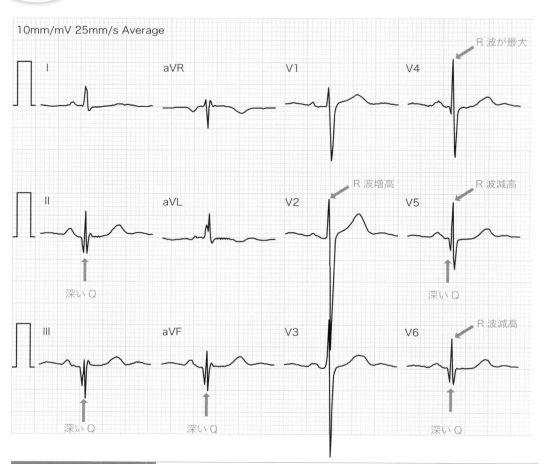

10mm/mV 25mm/s Average

I　　　　　aVR　　　　　V1　　　　　V4　　　R波が最大

II　　　　　aVL　　　　　V2　R波増高　　V5　R波減高

深いQ　　　　　　　　　　　　　　　　　　深いQ

III　　　　　aVF　　　　　V3　　　　　V6　R波減高

深いQ　　　　深いQ　　　　　　　　　　深いQ

心電図自動診断の結果

性別：女　　年齢：65歳　　152.3 cm　49.5 kg　BMI 25　139/93 mmHg
心拍数　　74 bpm　　　　ミネソタ (03-05)
PR 間隔　　154 ms　　　1-2-1 5-3
QRS 幅　　96 ms　　　　9-4-2
QT/QTc 間隔　　412/440 ms
P/QRS/T 軸　　51/7/81°
RV5/SV1 値　　0.785/1.235 mV
RV5 + SV1 値　　2.020 mV

1100　洞調律
3623　陳旧性（?）の下壁心筋梗塞の疑い
9150　＊＊ abnormal ECG ＊＊

▶ 患者概要

65歳の女性で，身長152.3 cm，体重49.5 kg，BMI25，血圧139/93 mmHg．既往歴・家族歴に特記事項はなく，受診歴もありません．

▶ この症例の読み方

Q波異常は数々の原因で起こりますが，成人の検診で留意するべきポイントは限られています．ここではQ波異常について，症例5，6以外で臨床医が留意すべきポイントを述べます．

症状も病歴もない人に，心電図自動診断では「陳旧性（？）の下壁心筋梗塞の疑い」と打ち出されています（下線）．

実際の心電図をみてみましょう．**深くて幅の狭い異常Q波**がⅡ，Ⅲ，aVF，V_5～V_6にみられます．しかし，心筋梗塞特有の冠性T波などのST-T変化がありません（色矢印）．

肥大型心筋症のQ波は幅よりも深さが増すのが特徴とされます[1]．

本例のような"deep and narrow" Q wave（深くて狭いQ波）は肥大型心筋症 hypertrophic cardiomyopathy (HCM) 特有の波形ともいえます．

さらに，V_1～V_2でR波が増高し，V_5，V_6で減高する，いわゆる「前方弓状突出」（p.42参照）を示します（通常であればV_5，V_6でR波は大きくなる一方です）．これは，非対称性中隔肥大 asymmetric septal hypertrophy (ASH) を疑わせる所見です．これはMaron Ⅰ，Ⅱ型に相当します．

本例は「要精検」とし，心筋症の専門医のいる病院かクリニックに紹介し，心エコー検査などの精査が必要です[2]．

▶ 検診医の最終判定

要精検

本症例からの 学び

- Deep and narrow Q wave（深いQ波）は肥大型心筋症特有の波形です．
- 前方弓状突出は，非対称性中隔肥大を疑わせる所見です．

文献
1) 渡辺 孝ほか：異常波形の読み方：日本メディカルセンター．2002.
2) 阿部一彦，関口守衛：Q波異常の鑑別診断．診断と治療．2006；94：1469-1474.

肥大型心筋症の診断
―異常Q波の鑑別診断(非梗塞, 非肥満例)―(その2)

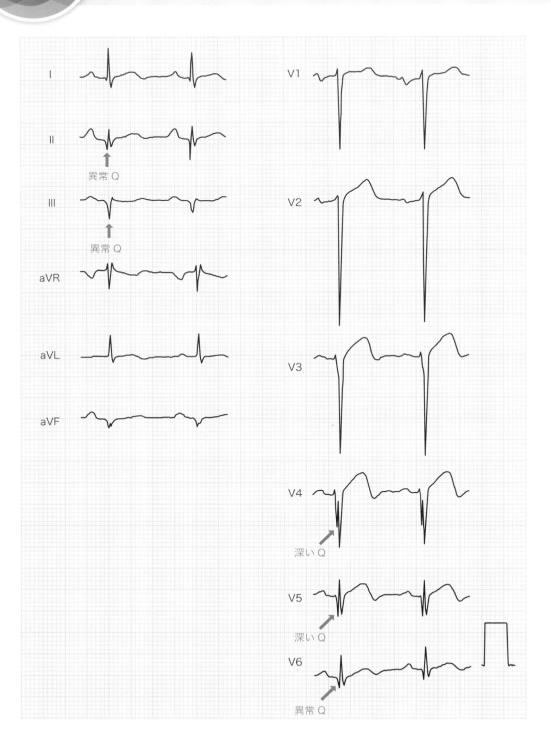

I

II

異常Q

III

異常Q

aVR

aVL

aVF

V1

V2

V3

V4

深いQ

V5

深いQ

V6

異常Q

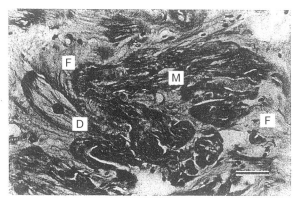

図1 症例 13 の右室心内膜心筋生検所見

心筋細胞（M）の著明な肥大（＋＋），変性（D），線維化（F）（＋＋）を認めた．

この所見は肥大型心筋症を特徴付ける錯綜配列を伴う奇妙な心筋肥大像[1]に心筋間質線維化が伴い肥大型心筋症の高度進行病変とみなされる．スケールは 25 μm．

▶ 患者概要

48 歳男性，会社役員，健康診断で異常 Q 波を指摘されて来院しました．家族歴として，父が 48 歳時に心不全で死亡．妹が 32 歳時に突然死しています．

▶ この症例の読み方

異常 Q 波で注意すべき症例の続きです．健診がきっかけで異常を指摘されて入院精査となった症例です．

入院精査時の症状は 2〜3 秒持続する動悸を認めています．心電図をみてみると，Ⅱ，Ⅲ，aVF，V_5〜V_6 に異常 Q 波がみられ R 波は減高していました．

胸部 X 線像で心肥大，心エコー検査で著明な心室中隔の非対称性中隔肥大 asymmetric septal hypertrophy（ASH）と心尖部肥大を認めました．心臓カテーテル検査で左室拡張末期圧 22 mmHg と上昇，心筋生検にて肥大型心筋症を特徴付ける錯綜配列を伴う奇妙な心筋肥大 bizarre myocardial hypertrophy with disorganization（BMHD）と間質線維化（F）を認めました（図 1）．冠動脈造影も異常ありませんでした．

北島，関口らは検診心電図の異常 Q 波から発見された拡張型心筋症，漏斗胸を数々報告しています[1]．

▶ 精密検査による最終判定

肥大型心筋症 hypertrophic cardiomyopathy（HCM）

本症例からの 学び

1. 異常 Q 波は心筋梗塞以外でも認められます.

2. 肥満などの心臓の「位置異常」の場合は,Ⅲ誘導単独かⅢと aVF 誘導に多く,Ⅱ誘導に異常 Q 波がみられないことがポイントとなります.

3. 心筋梗塞に特有な冠性 T 波を始めとした ST-T 変化を欠く場合,肥大型心筋症の可能性もあることに留意し,詳細な家族歴聴取が必要となります.

4. 肥大型心筋症の場合,本症例のように deep and narrow(深く幅の狭い)Q 波が特徴的です.特に V5,V6 の深い Q 波は deep septal q といって心室中隔の肥厚を疑わせるものです.Maron Ⅰ,Ⅱ型に相当します [2].

5. 肥大型心筋症で非対称性中隔肥大 asymmetric septalhypertrophy(ASH)を伴う場合,V1 の R 波の増高がみられます.V1〜V6 の R 波の高さを比べると「なだらかな丘状」,「弓状」となります.これが非対称性中隔肥大(ASH)を伴う肥大型心筋症の"前方弓状突出"です(図 2)[3].

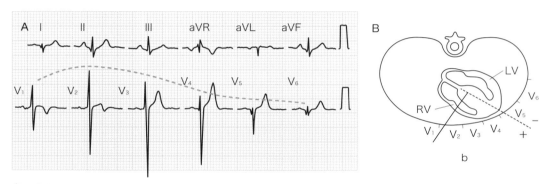

（Braudo M, et al: A distinctive electrocardiogram in muscular subaortic stenosis due to ventricular septal hypertrophy. Am j Cardiol. 1964; 14: 599. より改変）

図2 典型的 HCM の心電図.

Ⅰ,aVL の異常 Q,V1,V2 の R 波増高,V5,V6 の R 波減高と深い Q 波:前方弓状突出
44 歳男性,血圧 110/50 mmHg.この心電図 A には側壁心筋梗塞(時期不明)と自動診断されていた.
これは心筋梗塞ではなく典型的な肥大型心筋症の心電図とみなされる.その所見をまとめてみるとⅠ,aVL に異常 Q 波があり,冠性 T 波を伴わないのが特徴.次に V1 の R 波の増高,それに引き換え V5,V6 の R 波は減高し異常 Q 波が目立っている.本図 A の心電図に示した青破線でその特徴をなぞってみた.この胸部誘導心電図波形も肥大型心筋症に特有のもので,心室中隔肥大をうかがわせる.これを関口語録として「前方弓状突出」と名付けたい.このメカニズムを B の略図で示すが,心室中隔肥大によって前方起電力が増大し右室肥大と同様のメカニズムで V1,V2 の R 波が増高する.そこでその反対の V5,V6 が鏡像として減高しているわけである.この心電図を典型的な非対称性中隔肥大の所見と考える必要がある.このパターンの特徴を青の破線で示す.

● 関口語録:前方弓状突出

文献
1) 北島 敦,関口守衛ほか:健診で発見された異常 Q 波の精査 3 症例:診断と治療.2003;91:2155-2161.
2) Maron BJ, et al: Patterns and significance of distribution of left ventricular hypertrophy in hypertrophic cardiomyopathy. A wide-angle, two dimensional echocardiographic study of 125 patients.Am J Cardiol. 1981; 48(3):418-428.
3) 阿部一彦,関口守衛:Q 波異常の鑑別診断:診断と治療.2006;94:1469-1474.

ブルガダ症候群（その1）

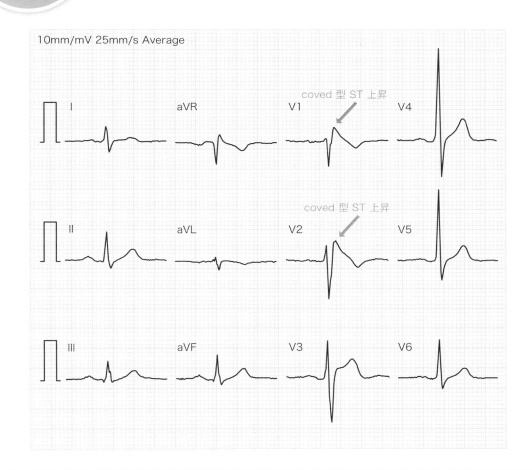

10mm/mV 25mm/s Average

I　aVR　coved 型 ST 上昇　V1　V4

II　aVL　coved 型 ST 上昇　V2　V5

III　aVF　V3　V6

心電図自動診断の結果

性別：男　年齢：38 歳　170.2 cm　59.1 kg　BMI 20.4　97/51mmHg
心拍数　　62 bpm
PR 間隔　182 ms
QRS 幅　122 ms
QT/QTc 間隔　402/406 ms
P/QRS/T 軸　72/76/71 °
RV5/SV1 値　1.805/0.605 mV
RV5 + SV1 値　2.410 mV

1100　洞調律
2450　完全右脚ブロック
9150　＊＊ abnormal ECG ＊＊

▶ 患者概要

　38 歳男性で，身長 170.2 cm，体重 59.1 kg，BMI20.4，血圧 97/51 mmHg．既往歴，受診歴，家族歴に特記事項はありません．

▶ この症例の読み方

　近年注目されるブルガダ症候群．その特有の波形が見つかれば「悪性の（致死的な）不整脈を起こす可能性があるので専門医の下での精査・管理が必要である」とされています．ここで整理して，この心電図波形について少し深く述べてみたいと思います．

　心電図をみてみると V_1，V_2 に coved 型 ST 上昇を認め，本症例は**典型的なブルガダ型心電図波形といえます**．"要精密検査"にしなくてはなりません．掘り下げ解説 5 もご参照ください．

▶ 検診医の最終判定

　要精検
　特に家族歴がある場合は至急受診精査（電話連絡）

本症例からの 学び

● V_1，V_2 に coved 型 ST 上昇を認める典型的なブルガダ型心電図波形は「要精検」とします．

ブルガダ型心電図波形について（その1）

　「Coved 型の ST 上昇波形はブルガダ症候群に典型的」とされていますが，coved とは具体的に何をイメージしているのでしょうか．辞書によれば coved は建築物の弓型折上げ cove になったとか弓型（アーチ形）のという意味で a coved ceiling は折上げ天井といった意味で使われます．日本の解説書には，cove から入江やくぼみと書いてある文献もありますが間違いです．少なくとも名付けた欧州人の頭にあるのは入江や凹んだイメージではなく，天に向いて凸を成すもの，屋内では弓型に折上げた天井，屋外においては天空に突き出す，あるいは出っ張る弓型の屋根のイメージです．もちろん，J 波が急峻に下がって陰性 T 波になるのは「峡谷」のようですが．原著者のイメージに素直に考えるべきです（図1）[1]．関口は「合掌造りの屋根型」と日本人にわかりやすい訳を使うことを提案しています（図2，図3）[2]．

　ブルガダ型心電図波形が coved 型だけであれば話は単純なのですが，もう1つ「saddleback型」と分類されるものがあります．同じ患者が coved 型を呈したり，時に saddleback 型を示したり，また，中間の型を呈したり，また，正常を示すこともあるので簡単には済まされません．

　ある労働団体の検診心電図判読医の研究会で，昨年は「ブルガダ型心電図」を呈していましたが，今年は「正常波形」で異常なし判定が出た直後に突然死した例が教訓的に報告されました．関口はその判読医を通じて所属企業から事後調査を行い，その亡くなられた方の同胞に突然死例があることを確認しました．

　つまり，1回でもブルガダ型心電図波形を認めた事例には，その後正常波形になったとしても危険性は大きく，最大限の警戒をすべきであるということを提唱する次第です．

ブルガダ症候群について

　ブルガダ症候群はスペイン人の Roman，Pedro，Josep の Brugada 3兄弟によって発見された心電図 V₁，V₂ 誘導における特徴的な ST 上昇と心室細動 ventricular fibrillation（VF）を主徴とする器質的心疾患を有さない症候群です．男性に多くアジア人に多いといわれていま

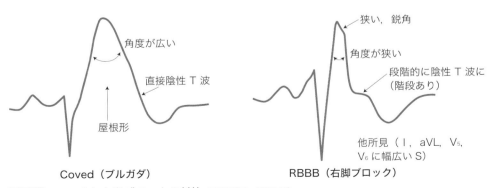

図1 coved と右脚ブロックの対比（三原原図．2015.11）

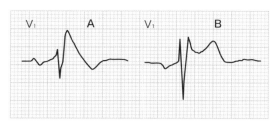

心電図 1　coved 型 ST 上昇（A）と saddleback 型上昇（B）.
自験健診例．coved は天井などの弓型折り上げという意味.

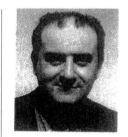

Brugada, Josep

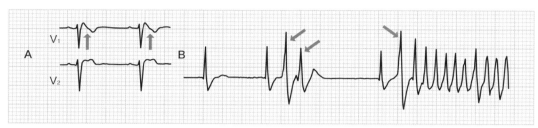

心電図 2　ブルガダ症候群の自験例のプロフィール
（関口守衛ほか：Brugada 型心電図のプライマリケア．診断と治療．2006；94：1273-1279．より引用）
A：coved 型心電図（色矢印），B：PVC（心室期外収縮）に連続して R on T（色矢印）から心室細動を
生じた瞬間が体内植込み型除細動器（AICD）内の記録から発見された.
■図2■ ブルガタ型心電図

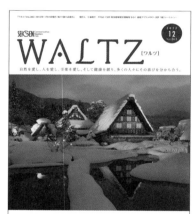

■図3■ 合掌造りの屋根
関口守衛が顧問をつとめていた
（株）シーエムシー「ワルツ」（2012
年 12 月号）表紙より

す（図 2，図 4）[3〜5].
　ブルガダ症候群の心電図診断は，次の 3 点に分類されます（図 4）[6].
　① タイプ 1：2㎜以上上昇する上に凸の coved 型
　② タイプ 2：下向きに凸の saddleback 型で，くぼみの部分でも 1 mm 以上上昇
　③ タイプ 3：同じく saddleback 型でくぼみの部分が 1 mm 未満のもの
　このうちタイプ 1 心電図に加えて，① 心室細動の確認，②自然停止する多形性心室頻拍，

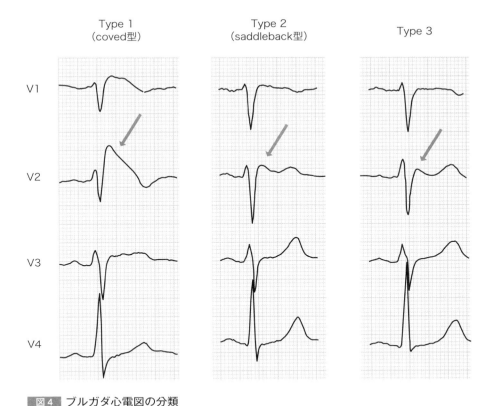

図4 ブルガダ心電図の分類

（Wilde AA, et al: Study Group on the Molecular Basis of Arrhythmias of the European Society of Cardiology: Proposed diagnostic criteria for the Brugada syndrome: consensus report.Circulation.2002;106,2514-2519.）

③突然死（45 歳以下）の家族歴，④ coved 型 ST 上昇の家族歴，⑤電気生理学的検査での心室細動誘発，⑥失神発作，または⑦夜間苦悶様呼吸，のうち 1 つ以上を認める場合にブルガダ症候群と診断されます[6]．

まとめ

1. 要注意はタイプ 1 の coved 型で男性症例です．しかし，coved 型の症例でもときに saddleback 型や正常型を示すことがあります（掘り下げ解説 6 参照）．

2. したがって，再検査や経過観察が必要です．特に失神発作の既往や突然死の家族歴がある場合は「受診精査」とすべきです．

文献
1) 渡部　孝, 湯浅和男：異常波形の読み方. 日本メディカルセンター. 2000.
2) 関口守衛ほか：Brugada 型心電図のプライマリケア. 診断と治療. 2006；94：1273-1279.
3) Brugada P, Brugada J: Right bundle branch block, persistent ST segment elevation and sudden cardiac death: a distinct clinical and electrocardiographic syndrome. a multicenter report. J Am Coll Cardiol.1992;20,1391-1396.
4) Antzelevitch C, et al: Brugada Syndrome. Report of the Second Consensus Conference. Endorsed by the Heart Rhythm Society and the European Heart Rhythm Association. Circulation.2005;111,659-670.
5) Shimizu W, Aiba T, Kamakura S: Mechanisms of disease: current understanding and future challenges in Brugada syndrome. Nat Clin Pract Cardiovasc Med.2005; 2: 408-414.
6) Wilde AA, et al: Study Group on the Molecular Basis of Arrhythmias of the European Society of Cardiology: Proposed diagnostic criteria for the Brugada syndrome: consensus report.Circulation.2002;106,2514-2519.

症例 15 ブルガダ症候群（その2）

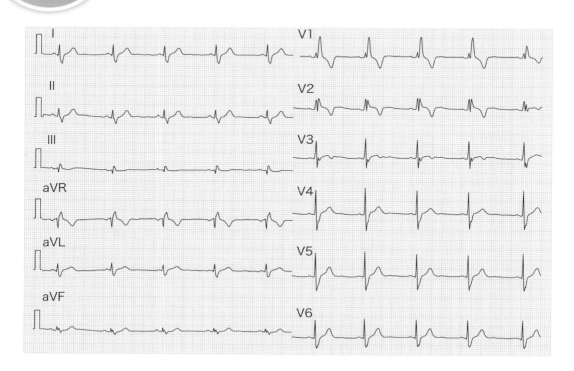

心電図自動診断の結果

性別：男　　年齢：40 歳　　165.0 cm　71.7 kg　BMI 24

心拍数　　57 bpm　　　ミネソタ（7-2　3-2）

R–R	1.037 秒
P–R	0.128 秒
Q R S	0.156 秒
QT	0.429 秒
QTc	0.421 秒
軸	78°
RV5	1.16 mV
SV1	0.00 mV
R + S	1.16 mV
F–QTc	0.423

境界域（異常）の心電図
負荷判定：可（注意）
504：完全右脚ブロック
553：Coved 型軽度 ST 上昇（右胸部）　V_2

▶ 患者概要

40歳男性で，身長165.0cm，体重71.7kg，BMI24．家族歴および既往歴に異常はありません．

▶ この症例の読み方

掘り下げ解説5ではブルガダ型心電図とその注意点，分類などについて解説しました．ここでは，大手の心電計メーカーの自動診断に記載される「ブルガダ型心電図波形」という「自動診断」について解説します．その診断は誤診断が多く，精査をするにしても本当にブルガダ症候群の coved 型かどうか見極める必要があります．心電図が"overdiagnosis"（過読影，誤読影）で coved 型でないらしいとわかった上で，まず患者さんを安心させてから専門機関に送ることが必要であると思います．症例をみてみましょう．

心電図は QRS 間隔が 0.156 秒と 0.120 秒以上で，V_1 が RSR′ であり，かつ R＜R′ です．そして Ⅰ，aVL，V_5，V_6 に幅の広い S 波（スラー S）が認められるため**完全右脚ブロック**の心電図診断になります[1]．

しかし，心電図自動診断にはそれに加えて coved 型軽度 ST 上昇 V_2 と打ち出されています．本例は，R′ 波から一段階段を描いて徐々に下降しています．それに比し，本当の coved 型は頂点（J 波という）から急速に**一気に下降**します．そして**陰性 T 波に移行**します（掘り下げ解説5の図1）．対比させれば違いがわかると思います．**自動診断は過読影で間違っています**．

私たちは近年増えているこうした自動診断の「誤診断」や「誤読影」を，「偽（ギ・ニセの）ブルガダ」と言っています．一応は専門機関で「精査」するにしても，こちらも被験者も安心してゆっくりとご紹介できます．

▶ 検診医の最終判定

要精査

本症例からの 学び

● ブルガダ症候群は右脚ブロックとは異なる！（掘り下げ解説6参照）
● 偽（ニセの）ブルガダ型心電図診断に注意！！

1）渡辺　孝，湯浅和男：異常波形の読み方．日本メディカルセンター．2000.

ブルガダ型心電図波形について（その2）

ブルガダ型心電図とは coved のこと

　　ブルガダ型心電図波形とは coved 型のことをいいます．ただし，掘り下げ解説 5 でも述べましたように，ときには正常ないし saddleback 型を呈し，ときにまた coved に移行することもあります．一肋間上での記録が coved を呈する時もあります．特に男性の場合は注意したいものです[1]．

本物のブルガダ型心電図波形は右脚ブロックではない

　　当初，ブルガダ兄弟は最初の論文で本症候群の特徴を，①右脚ブロック，②右側胸部誘導の ST 上昇，③正常 QTc 間隔の 3 所見であるとしましたが，現在では右脚ブロックではなくて「右脚ブロック様所見」で，本質は J 波の顕著化であるとされています．ただ，ブルガダ症候群に右脚ブロックを合併することはあり得ます．いずれにしても右脚ブロックとは別の病態です[2]．（掘り下げ解説 5 の図 1）

　　したがって，現在のブルガダ症候群の心電図所見は，①右側胸部誘導における著明な ST 上昇，② J 波が顕著で一見，右脚ブロックのような陽性波の 2 点に尽きると思います[3]．

ブルガダ型心電図波形は変動する

　　同一症例でも日によって変動したり，同一記録でも誘導によって ST 上昇パターンや上昇幅が変動します．coved ⇔ saddleback と，どちらへも変形します．この変動もブルガダ症候群の特徴です[1, 2]．

いわゆるポックリ病の主体をなす

　　ブルガダ症候群はいわゆる「ポックリ病」と同一疾患であるとされます．また，基礎疾患のない青壮年男子が夜間安静時に突然死する，いわゆる「ポックリ病」からみると，その多くはブルガダ症候群と先天性 QT 延長症候群Ⅲ型（LQT3）であると思われます．両者とも遺伝子 SCN5A の異常ですからブルガダ症候群が QT 延長を合併することはあり得ると思われます[2]．

　　ブルガダの報告以前に日本で報告された元木らの 42 歳男性例（1990 年）[3]の心電図をみると典型的 coved 型心電図で右脚ブロックを合併しており，次の宮沼らの報告（1993 年）の 47 歳男性例[4]は coved 型と saddleback 型が混在したブルガダ型心電図波形で右脚ブロック合併はありません．いずれにしても失神や突然死を来す臨床概念として日本でも論文化していましたし，現在のブルガダ症候群と合致します．医師は論文発表してこそその実績ともいえるのではないでしょうか．臨床面での日本の先駆者は和歌山の元木先生です．症例報告こそ臨床論文の原点ともいえると思います．

ブルガダ症候群の診断

　2013 年の国際会議で，右側高位肋間記録で 1 誘導でも type1（coved 型）心電図を認めればブルガダ症候群と診断してよいとされました．より簡単になりましたが，第 2 肋間や第 3 肋間の高位記録はより重要性を増しました．

　学会のガイドラインは年々ボリュームアップし，引用文献も多くなり，循環器の専門でない医師にとって大変わかりにくくなっています．そこで，より単純明瞭にまとめてみました．

わが国のブルガダ症候群の診断基準（2019 年 5 月現在）
1. 自然発生のタイプ 1（Coved 型）のブルガダ心電図（正常肋間あるいは高位肋間記録）
2. 発熱により誘発されたタイプ 1（Coved 型）ブルガダ心電図（正常肋間あるいは高位肋間記録）
3. 薬物負荷試験にてタイプ 1 に移行したタイプ 2 またはタイプ 3 ブルガダ心電図
上記のいずれかを満たすものをブルガダ症候群とする．

　上に示した心電図所見のどれか 1 つは必須です [5]．さらに，
・心電図所見のみの場合は無症候性ブルガダ症候群とし，
・VT，多形性 VT，夜間苦悶様呼吸，失神などの症状（所見）を伴う場合は有症候性ブルガダ症候群
とします．

文献
1) 関口守衛ほか：Brugada 型心電図のプライマリケア．診断と治療．2006；94：1273-1279.
2) 森　博愛，野村昌宏：Brugada 症候群の臨床．医学出版社，2005.
3) 元木賢三，辻村武文："いわゆる" ポックリ病からの生還例と思われる一例．心臓．1990；22：1221-1226.
4) 宮沼弘明，桜井　信，小鷹日出夫ほか：興味ある心電図所見を呈した特発性心室細動の 2 例．呼吸と循環．1993；41：372 – 379.
5) 日本循環器学会：遺伝性不整脈の診療に関するガイドライン 2017 年改訂版．2018.

心室期外収縮—検診で心室期外収縮と非特異的T波異常と自動診断された事例にどう対処するか—

まず右頁の図 1 長時間記録心電図を見てください.

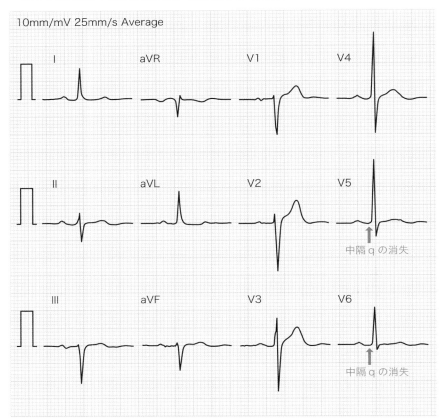

10mm/mV 25mm/s Average

I aVR V1 V4
II aVL V2 V5
III aVF V3 V6

中隔 q の消失

中隔 q の消失

心電図自動診断の結果

性別：男　　年齢：63 歳　　162.7 cm　70.5 kg　BMI 26.6　150/84 mmHg

心拍数　　71 bpm　　　　ミネソタ (01-24)

PR 間隔　　200 ms　　　2-1

QRS 幅　　100 ms　　　5-5

QT/QTc 間隔　　380/402 ms　　　8-1-2

P/QRS/T 軸　　22/ −38/47 °

RV5/SV1 値　　1.785/0.995 mV

RV5 + SV1 値　　2.780 mV

1100　洞調律

1570　心室期外収縮

4068　非特異的 T 波異常

9140　＊＊ abnormal rhythm ECG ＊＊

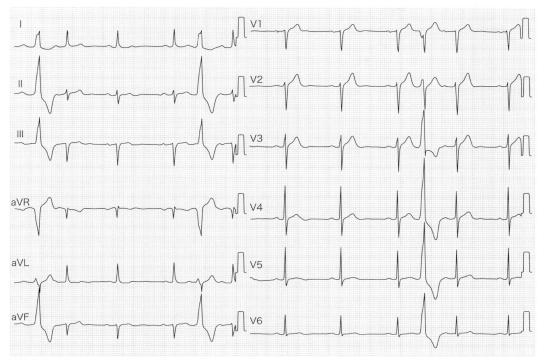

図1 症例 16 の長時間記録心電図

➤ **患者概要**

　63 歳男性で，身長 162.7 cm，体重 70.5 kg，BMI 26.6，血圧 150/84 mmHg．既往歴，受診歴，家族歴に特記事項はありません．

➤ **この症例の読み方**

　心室期外収縮 premature ventricular contractions (PVCs) は検診や日常診療でよくみられる不整脈ですが，ここで症例を通して，その見方や心室期外収縮そのもののまとめと合併波形の読み方を整理してみます．

　長時間記録心電図（図 1）では心室期外収縮の頻発がみられます．このような場合，まず，その心室期外収縮が良性のものか悪性のものかを考える必要があります．ここでの良性はとりあえず放置してよいものを意味します．**悪性とは，放置しておくと生命の危険を来す（これを致死的不整脈と呼びます）可能性のあるもの，多くは基礎疾患を有する治療が必要なもの**を意味します．これらを鑑別する必要があります[1]．

　本例は，心室期外収縮は頻発していますが多源性ではなく，2 連発もありません．また，T 波にも重なっておりませんので良性のものとみなされます．心室期外収縮自体はそうですが，本例は，他に合併する波形異常として T 波の異常（平低化）がみられますので，何らかの心筋病変があるのかを考えます．

　次に，よくみるとそれに加えて「septal q（中隔 q）の消失化」があります．

この2点を考慮し，心筋症のような基礎疾患があるのか，さらに考慮する必要があります．

　判定は「要精検」としました．一応，循環器専門医の下で心エコー図，ホルター心電図検査を実施していただき，必要によっては運動負荷検査を加えて潜在している不整脈原性心筋症があるかどうか診ていただくことです．緊急性はなく待機的受診で可能と思われます．

➤ 検診医の最終判定

　心室期外収縮自体は良性ですが，心筋症合併の可能性を考慮して「要精検」とするのがよいと思われます．

本症例からの 学び

- ●心室期外収縮をみたら良性か悪性（致死的不整脈）かをまず判断しましょう．
- ●良性と思われる場合であっても，他に合併する異常波形があれば待機的にでも精査を勧めましょう．

文献
1)　関口守衛ほか：健診で問題となった心室性期外収縮の精査4症例．診断と治療．2004；92：541-547.

心室期外収縮をどう判断するか

心室期外収縮の見方について

　心室期外収縮 premature ventricular contraction (PVCs) をみた際，読み方で重要なポイントは，①頻度，②出るタイミング，③他の心電図異常（合併異常波形）です．関口らは，心電図記録紙の中で 2 拍以下のものを「散発性」，3 拍以上あるものを「頻発性」としています．判定について，前者は「要観察（経過観察）」とし，後者は「要精検」とします．これが単純明快で簡便だと思われます．多源性，連発性のものはそれだけで「要精検」とします[1]．多源性というだけで Lown 分類（表 1）では Grade3 以上に値します．

　ここで多源性心室期外収縮を提示します．（図 1）

表1 心室期外収縮の Lown 分類

Lown 分類（度）	心電図所見
0	期外収縮なし
1	散発性（30 回／1 時間未満）
2	頻発性（30 回／1 時間以上）
3	多源性
4	反復性
4a	2 連発（couplets）
4b	3 連発以上
5	R on T

一般に 0 → 5 と進むほど，危険度が大きい．

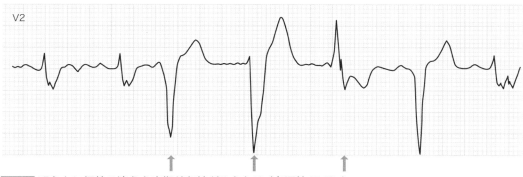

図1 明らかに極性の違う心室期外収縮がみられる（多源性 PVCs）.

なぜ，Grade 3 以上が要精検かといいますと，それだけ**合併心疾患の頻度が高く危険性が高**
いからです[2]．心室期外収縮の発生するタイミングでは T 波の頂点から下行脚に出ると危険で
あると考えられています．

Lown 分類について（表 1）

もともとは冠動脈疾患における心室期外収縮の分類として提唱されましたが，それ以外の心
室期外収縮にも便宜的に利用されます．一概に Grade が高いから重症とはいえませんが，高
Grade には十分注意する必要があります[1, 3]．

septal q 波の消失について（図 2）

正常心電図において small q 波（小さい q 波）は aVL，V_5，V_6 にみられます[4]．V_5，V_6 の
q 波は中隔 q（septal q）といわれ，症例 12 肥大型心筋症 hypertrophic cardiomyopathy
（HCM）にも記載したように深い q 波も異常ですが，まったく消失しているのも，**心室中隔の**
何らかの変性か，線維化による中隔厚の異常によるベクトルの変化があると考えられます．

他科の先生にはわかりにくく，本例自動診断の①頻発性心室期外収縮，② T 波異常だけの
理解でもよく，①のみから「要精検」としてもよいと思いますが，余裕があれば理解していた
だきたいポイントでもあります．

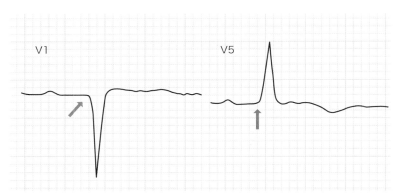

図2 septal q（中隔 q）の消失．q がまったくない（矢印）

表2 期外収縮の臨床的意義

種類		臨床的意義
上室期外収縮		散発する場合は臨床的意義はない．多発する場合は心房細動に移行する例がある．
心室期外収縮	器質的基礎疾患がない場合	あまり臨床的意義がなく，放置して差し支えない．
	器質的基礎疾患がある場合	基礎疾患の種類と期外収縮の種類に依存する．心筋梗塞，特発性心筋症，QT 延長症候群などによる場合は治療の必要がある．期外収縮の種類としては，多形性，連発性，連結期が短いものなどは危険な場合があり，厳重な観察と治療が必要である．

（森 博愛，西角影良，野村昌宏，渡部克介：心電図とベクトル心電図．p.122. 医学出版社，2002. より改変）

つまり，中隔q波が深い場合は異常心筋細胞の肥大，中隔の肥厚を示唆し，消失は変性や線維化などの心筋細胞の減少を意味します[5]（図2）．

他の心電図異常波形について（表2）

冠動脈疾患，心筋疾患，QT延長症候群などの基礎疾患がないか留意します．特にR，ST-T，U波などに注意し，心電図自動診断を参考にします[6]．

文献
1) 関口守衛ほか：健診で問題となった心室性期外収縮の精査4症例．診断と治療．2004；92：541-547.
2) 森 博愛，丸山 徹：徹底解説！心電図〜基礎から臨床まで．医学出版社，2015.
3) Lown B，Graboys TB：Management of patients with malignant ventricular arrhythmias. Am J Cardiol. 1977;39 (6) :910-918.
4) 阿部一彦，関口守衛：Q波異常の鑑別診断．診断と治療．2006；94：1469-1474.
5) 関口守衛ほか：一般市民健診5万例における心筋症心電図の頻度とその内訳．診断と治療．2005；93：1-7.
6) 森 博愛，西角影良，野村昌宏，渡部克介：心電図とベクトル心電図．医学出版社，2002.

症例 **17** 上室期外収縮
―不整脈を気づかせてくれた自動診断の実例―

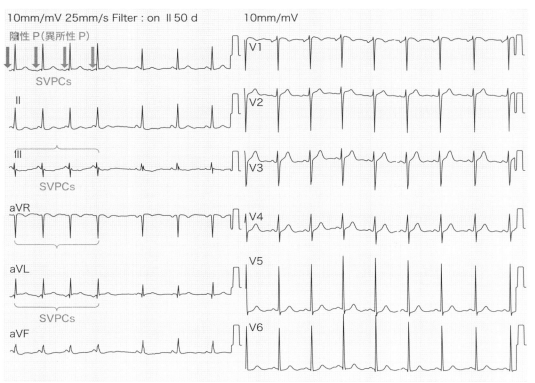

（長時間記録）

心電図自動診断の結果

性別：男	年齢：36 歳	170.2 cm	69.3 kg	138/80 mmHg

心拍数	90 bpm	ミネソタ (01-21)
PR 間隔	120 ms	3-1
QRS 幅	84 ms	5-5
QT/QTc 間隔	338/386 ms	8-1-1
P/QRS/T 軸	27/40/13°	
RV5/SV1 値	2.830/1.810 mV	
RV5 + SV1 値	4.640 mV	

1100	洞調律
1470	上室性期外収縮
5220	左室肥大の疑い
9151	＊＊　abnormal ECG　＊＊＊

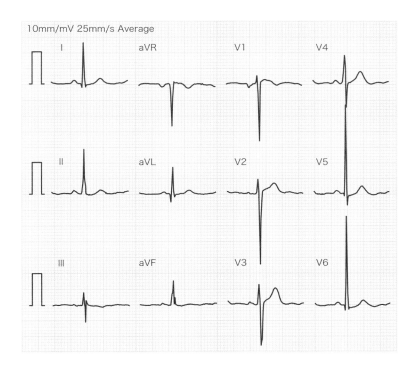

➤ **患者概要**

36歳男性，身長170.2 cm，体重69.3 kg，BMI23，血圧138/80 mmHg．既往歴，受診歴，家族歴に特記事項はありません．

➤ **この症例の読み方**

検診心電図をみてみますと，肢誘導の最初の4拍は次の心拍よりやや速めでP波の極性は下向きで，異所性P波と思われます（色矢印）．**上室期外収縮であると考えられます**[1]．

他に本例の自動診断所見では左室肥大の疑いと印字されています．左室肥大は無症状の検診受診者の場合，多くは高血圧症のあるときにみられるものですが，本例の場合は有意ではありません．本例は臨床症状もなく，**特発性の上室期外収縮4連発が心電図記録の最初に偶然捉えられたものと思います**．

判定医は「要観察」としましたが，上室期外収縮が連発して，本人に自覚があれば（症状があれば），近医受診すなわち「要精検」としてもよいと思われます．自動診断は頼りになり得ます．

不整脈をみる際のコツは，①**左から右に目を移すこと**，②**リズムの乱れ（不整）を探すこと**，③**P波から順にQRS～と波形をみていくこと**，④**自動診断を参考にし**，⑤**取捨選択すること**が重要であると思われます．

われわれ関口グループでは，上室期外収縮の取り扱いは，散発性のものは要観察年1回，頻発性のものは要精検としていますが，心電図の他の合併所見によって変わってきますので少し鷹揚に幅を持たせてもよいかと思います[2]．

▶ 検診医の最終判定

要観察

本症例からの 学び

● 上室期外収縮は，散発性の場合は要観察年 1 回，頻発性の場合は要精検という方針を基本に他の所見を含めて総合判断しましょう．

文献
1) 森　博愛，丸山　徹：徹底解説！心電図〜基礎から臨床まで．医学出版社，2015.
2) 北島　敦，関口守衛ほか：健診心電図異常から心疾患を診断する 1：診断と治療．2003；91：1098-1104.

左脚前枝ブロック―「−75°」の孤立性左脚前枝ブロックをどう解釈するか―

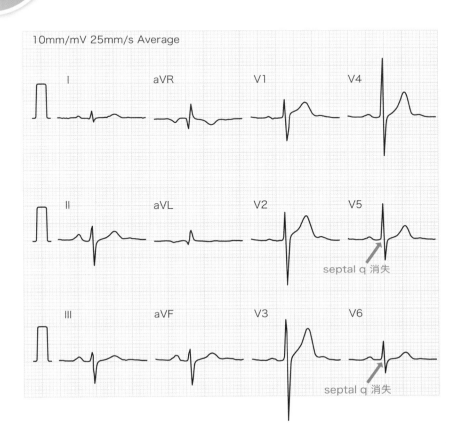

10mm/mV 25mm/s Average

I　aVR　V1　V4

II　aVL　V2　V5

septal q 消失

III　aVF　V3　V6

septal q 消失

心電図自動診断の結果

| 性別：男 | 年齢：41 歳 | 173.0 cm | 57.0 kg | BMI 19 | 126/74 mmHg |

心拍数	68 bpm	ミネソタ（01-24）
PR 間隔	188 ms	2-1
QRS 幅	96 ms	
QT/QTc 間隔	382/399 ms	
P/QRS/T 軸	70/ −75/64 °	
RV5/SV1 値	1.045/0.670 mV	
RV5 + SV1 値	1.715 mV	

1100　洞調律
1102　洞性不整脈
2630　左脚前肢ブロック
9150　＊＊　abnormal ECG　＊＊＊

▶ 患者概要

41歳男性で，身長173.0 cm，体重57.0 kg，BMI9，血圧126/74 mmHg．既往歴・受診歴はなく，家族歴は当時問診項目になかったので不明です．

▶ この症例の読み方

実際の心電図をみてみますと，I，II誘導からQRS軸は左軸偏位があり，目視法でaVRをみると−60°前後かと思われますが，心電図自動診断は−75°であり，これは精密計算なので信頼してよいと思われます．左脚前枝ブロックについては，AHA／ACCF／HRS勧告（2009）の基準「①左軸偏位−45〜−90°，②aVLがqR，③aVLのR-peak時間が45 ms以上，④QRS間隔が120 ms未満」を満たしますので，その診断でよいと思います[1]．

さらに目を凝らして前胸部誘導をみるとV₄〜V₆のseptal q波の消失があります．これは各社の心電図自動診断ではプリントされにくい所見ですが，可能性として**心室中隔の変性・線維化を疑ってもよい所見**だと思われます．平賀は心サルコイドーシスの8%前後にseptal q波の消失をみたとの報告をしており，「心室中隔から何らかの心筋病変発症」を考慮するのに値すると思われます[2]．これだけの所見から「孤立性左脚前枝ブロック」としてよいのか，という疑問点は生じますが，「要観察」として今後の問題があるか経過をみていきたい症例です．

左軸偏位の定義とその扱いについて，−30°以上でみた北島論文では全検診症例中1.6%でした[3]．著者らは検診心電図の場合，**−45°以上で異常**とみなすこととしています．そして単独で出現している場合および，他の合併異常所見が軽微な場合は「要観察」としています．合併所見の例として心室内伝導障害である右脚ブロック，不整脈の心室期外収縮頻発などがあげられます．サルコイドーシスや心筋症といった左室心筋疾患を除外[4]するため「要精検」としています．

▶ 検診医の最終判定

要精検

本症例からの 学び

- 検診心電図で左軸偏位をみた場合，−45°以上で異常と判断するのが妥当でしょう．
- 他の合併異常所見がないか軽微な場合は「要観察」としてよいですが，右脚ブロック，心室期外収縮頻発などが合併する場合は「要精検」とするのがよいと思われます．

文献
1) Surawicz B, et al: AHA/ACCF/HRS recommendations for the standardization and interpretation of the electrocardiogram: Part III: Intraventricular conduction disturbances.JACC. 2009; 53:976-981.
2) 平賀洋明：サルコイドーシスの臨床．日サ会誌．2003；23：33-41.
3) 北島　敦：心臓検診における心臓精密検査例の臨床的・病理学的分析．信州医誌．2000；48：105-128.
4) 沼尾嘉時，関口守衛ほか：サルコイドーシス患者の心電図所見について．呼と循．1981；29：421-428.

19

心室内伝導遅延（その1）
—QRS幅が128 msで心室内伝導遅延が認められるが，
検診無症状なのでこのまま放置してよいか？—

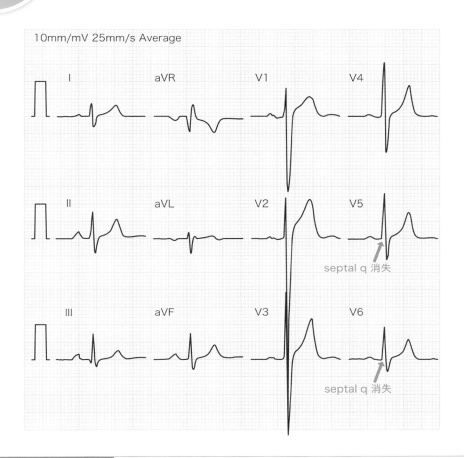

10mm/mV 25mm/s Average

septal q 消失

septal q 消失

心電図自動診断の結果

性別：男　　年齢：40 歳

心拍数	46 bpm	ミネソタ (01-14)
PR 間隔	184 ms	7-4
QRS 幅	128 ms	8-8
QT/QTc 間隔	434/394 ms	
P/QRS/T 軸	70/77/53 °	
RV5/SV1 値	1.335/2.160 mV	
RV5 + SV1 値	3.495 mV	

1130　洞性徐脈
2320　非特異的心室内伝導遅延
40371　ST 上昇（心筋障害，心膜炎，早期再分極）
9150　＊＊　abnormal ECG　＊＊＊

40 歳の男性で，既往歴，家族歴も問題なく，血圧も正常です．

➤ この症例の読み方

洞徐脈（46 bpm）がわずかに認められる程度で，最も重要な所見としては QRS 幅が 128 ms と延長しており，心室内伝導遅延があることです．他の所見としては，ST 上昇（心筋障害，心膜炎，早期再分極）と自動診断されています．これら 2 つは軽度の所見でありますが，他に眼を凝らすと V₅，V₆ の septal q の消失がみられます．この心室中隔の線維化を疑わせる所見にも注目したほうがよいと思います（症例 16，掘り下げ解説 7 参照）．

以上を併せ考えると，「心筋症の疑い」は捨てきれないので「要観察」とし，1 年に 1 回以上の心電図検査が必要であると考えます．

一般的に QRS 幅が 120 ms 以上で「心室内伝導遅延 intraventricular conduction delay (IVCD)」とされます．「心室内伝導障害 intraventricular conduction disturbance (IVCD)」も同じ意味です．古い検診心電図を調べると「心室内ブロック」と印字されているものもありますが同義語です．QRS 幅 120 ms 以上の心室内伝導遅延は，以前のわれわれの分析では検診 16,153 例中 33 例の **0.2％の頻度**でした[1,2]．過去のデータから，QRS 幅が 124 ms 以上のものを問題とすべきであると考え心筋疾患を疑います[3]．

同時に QRS の形状も重要で，伝導遅延にプラスして高度の軸偏位や QRS の変形〜ノッチ（階段や切れ込み），もっと複雑な上下の変動〜ギザギザハート（関口語録）がみられる場合は重症の心筋疾患の表現であることがあります（症例 22，23 参照）．

➤ 検診医の最終判定

要観察

本症例からの 学び

● 一般的に QRS 幅が 120 ms 以上で心室内伝導遅延とされるが，他が無所見の場合は QRS 幅が 124 ms 以上のものを，心筋疾患の疑いで要観察とするのが妥当であると思います．

文献
1)　北島　敦ほか：成人検診 70,524 例のコンピューター診断例と 16,153 例の専門医判定例における心電図異常所見の比較検討．Therapeutic Researh．1999：20：347-350．
2)　北島　敦：心臓検診における心臓精密検査例の臨床的・病理学的検討．信州医誌．2000：48：105-120．
3)　関口守衛ほか：心室内伝導障害ないしワイド QRS 心電図を示す症例を分析する．診断と治療．2004：92：1093-1099．

心室内伝導遅延（その2）
─要精検とすべき心室内伝導遅延症例とは？─

I～III	aVR～aVF	V1～V3（1/2）	V4～V6（1/2）

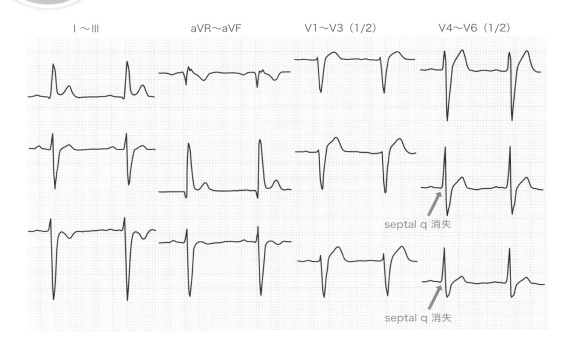

septal q 消失

septal q 消失

> ▶ **心電図所見**

wide QRS ＋左軸偏位＋ septal q 消失.

> ▶ **患者概要**

25 歳男性で家族歴，既往歴，生活歴に特記事項はありません.

> ▶ **この症例の読み方**

　心電図自動診断では，①非特異的心室内伝導遅延（障害），②左軸偏位，③左室肥大と書かれた症例です．Wide QRS 以外に高度の**左軸偏位**（自動診断は−49°と判定），ST 上昇そして septal q の消失がみられます．心筋疾患，特に**心筋症の可能性が大**ですので，症状はなくとも「要精検」とし，循環器科専門医に紹介すべき一例です．

> ▶ **検診医の最終判定**

要精検

本症例からの 学び

● 心室内伝導遅延が 124 ms 以上で他のヘミブロックや高度の軸偏位，心室期外収縮頻発などが合併している場合は「要精検」とします.

掘り下げ解説 ⑧

心筋症について

　現在，心筋症は「心機能障害を伴う心筋疾患」と定義され[1]，以前のような「原因不明の心筋疾患」ではありません．しかしながら，その分類が混乱を招いています．1990年のWHO/ISFC分類で漏れてしまった不整脈・伝導障害や突然死を含めた機能的心筋症分類（RCM，ABCDE症候群）を著者の関口は提唱し[2]，2002年WCC世界心臓病学会（シドニー）のARVC教育講演・ワークショップで世界に発表しました．手前みそになりますが，それを受けてAHAは2006年に新分類を発表しました（図1）[3]．

　これには関口の提唱したように伝導障害やブルガダ症候群といった不整脈疾患も含まれ（図1），病因論的には優れていますが，多分にマニアックで，内科でも循環器以外の専門医や他科を専門とする先生にはなじめないのも事実です．また，多方面からの要望を入れたため，表にすると縦長のまとまりのない玉虫色のものになってしまいました．そうした事実を踏まえて

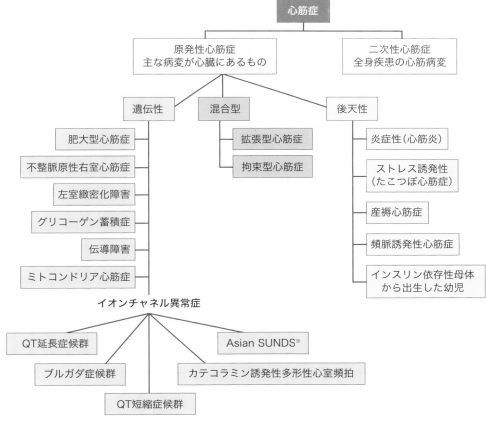

※sudden unexplained nocturnal death syndrome
（日本における"ポックリ病"，タイにおける"Lai Tai"などを含む概念である）

図1 米国心臓協会（AHA）の新分類（2006年）

〔Maron BJ,et al:Contemporary definitions and classification of the cardiomyopathies.Circulation. 2006; 113:1807-1816〕

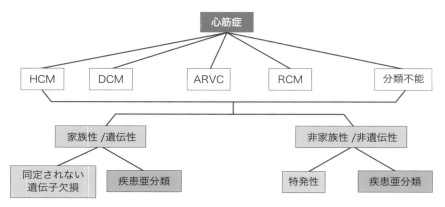

HCM：肥大型心筋症，DCM：拡張型心筋症，ARVC：不整脈原性右室心筋症，RCM：拘束型心筋症

図2 欧州心臓病学会（ESC）の新分類（2008年）

（Elliot P,et al:Classification of the cardiomyopathies:a position statement from the European society of cardiology working group on myocardial and pericardial disease. Eur Heart J. 2008; 29:270-276）

　次にヨーロッパ分類（ESC2008）（図2）が発表されました[4].

　これは超音波形態的・機能的分類で実践的ともいえますが，伝導障害などが含まれておりません．私見ですが，われわれはESC分類にelectric disturbance type of cardiomyopathy（ECM；関口）[5]を加えた簡単明瞭なものがよいかと思っています．まずはこのESC分類の大ざっぱな事項を頭に入れていただきたいと思います．本書では便宜的にESC分類にのっとってHCM，DCM，ARVC，RCM，と解説を進めていこうと思います．

文献
1) Richardson P,et al:Report of the 1995 World Health organization/International Society and Federation of Cardiology taskforce on the definition and classification of cardiomyopathies. Circulation. 1996; 93:841-842.
2) 関口守衛ほか：一般市民健診5万例における心筋症心電図の頻度とその内訳：診断と治療．2005；93：1-7.
3) Maron BJ,et al:Contemporary definitions and classification of the cardiomyopathies.Circulation. 2006; 113:1807-1816
4) Elliot P,et al:Classification of the cardiomyopathies:a position statement from the European society of cardiology working group on myocardial and pericardial disease. Eur Heart J. 2008; 29:270-276
5) 関口守衛：心電図経過から心筋症，肺疾患の重症度を知り心臓移植適応を考える．診断と治療．2008；88：865-871.

心室内伝導遅延（その3）―心室内伝導遅延にプラスして高度の軸偏位は要注意―

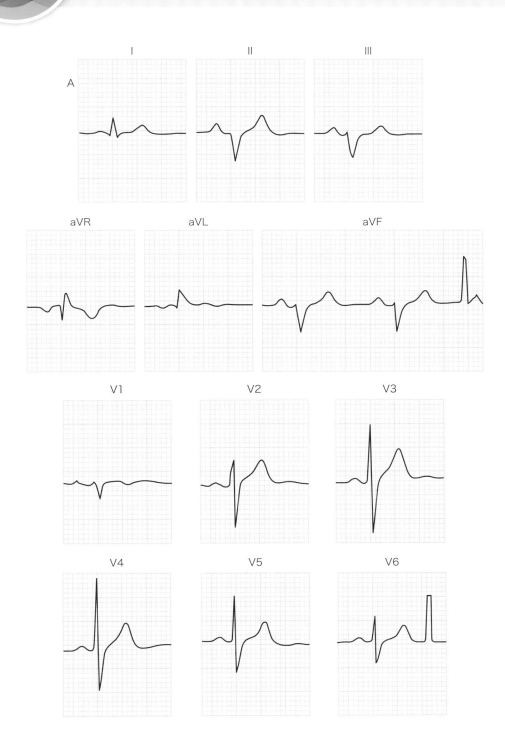

➤ 患者概要

42歳の男性の検診例です.

➤ この症例の読み方

症例21，22では検診にとらわれず重要と思われる教訓的症例の解説をします．病理から顧みた心電図解説です.

心室内伝導遅延 intraventricular conduction delay（IVCD）に加えて左軸偏位があり，著者（関口）の眼にとどまり精査となった症例です．何らかの広範な心筋障害を考えましたが，自覚症状はありませんでした．唯一あったのは視野障害であったため眼科を受診してもらったところ，トキソプラズマ網膜炎とのことで心精査を行ったところ，トキソプラズマ心筋炎と診断し得て加療に至った症例でした.

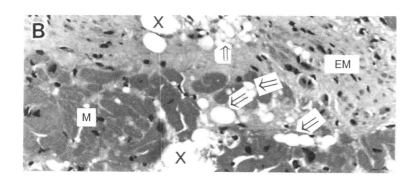

心電図と病理の所見のまとめ

A：心電図．心室内伝導遅延，左軸偏位がみられる.
B：病理所見．心内膜下の細胞線維肥厚（EM）が目立ち，心筋層（M）にも空胞変性（矢印）が認められ「トキソプラズマ心筋炎を示唆」された．×印は artifact と思われる.

➤ 検診医の最終判定

要精検

本症例からの 学び

● 心室内伝導遅延に加え高度の軸偏位がみられる症例は要注意です.

septal qを通して心室中隔をのぞき，心室内伝導遅延から心室筋を探る

　正常 q 波は幅 0.04 秒，深さ 3 mm 未満で小さいという特徴があります（small q）．この q 波は V₅，V₆，aVL 誘導にみられ，心臓の位置によっては Ⅲ，aVF，aVL 誘導にみられることもあります．中でも V₅，V₆ の q 波は septal q 波といわれ，時計方向回転の場合はみられなくても正常ですが，通常は存在しますので，そうでない場合は副所見として重要です．異常 Q 波は広範囲前壁や側壁梗塞，深い q 波は中隔の肥厚，また，中隔 septal q 波の消失は線維化・変性を疑います[1]．

　さらに，心室内伝導遅延 intraventricular conduction delay（IVCD）が高度な場合は，心室筋の重篤な状態を示唆します[2]．

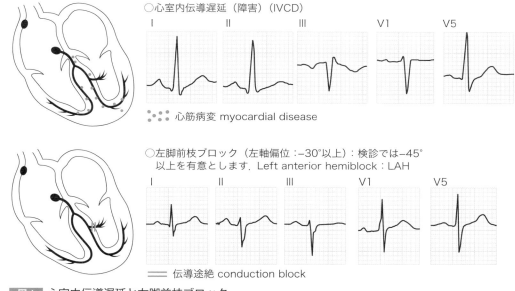

○心室内伝導遅延（障害）（IVCD）

I　II　III　V1　V5

⋮⋮ 心筋病変 myocardial disease

○左脚前枝ブロック（左軸偏位：−30°以上）：検診では−45°以上を有意とします．Left anterior hemiblock：LAH

I　II　III　V1　V5

═ 伝導途絶 conduction block

図1 心室内伝導遅延と左脚前枝ブロック

（関口守衛，北島　敦ほか：心臓の刺激伝導障害を図説によって知る．診断と治療．2005；93：165-171．より）

文献
1）　阿部一彦，関口守衛：Q 波異常の鑑別診断．診断と治療．2006；94：1469-1474．
2）　関口守衛，北島　敦ほか：心室内伝導障害ないしワイド QRS 心電図を示す症例を分析する．診断と治療．2004；92：1093-1099．

ギザギザハートは心筋症（その1）

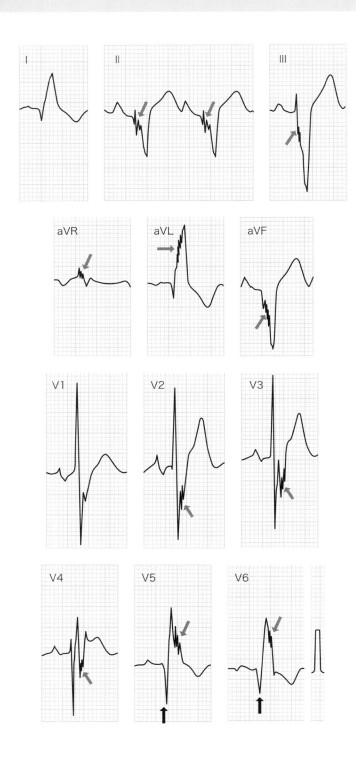

心電図所見

IVCD（＋ "ギザギザ波形"（図中の色矢印））.
異常 Q（図中の黒色矢印）.

▶ 患者概要

44 歳男性，検診ではなく，夜間の呼吸困難を主訴として専門病院に入院した例です.

▶ この症例の読み方

高度な心室内伝導遅延 intraventricular conduction delay (IVCD) に加えて左軸偏位，V_5，V_6 で異常 Q 波を認めます. この "ギザギザ波形"（色矢印）は高度の心室筋の退行変性と線維化を意味します. 本例は**重度の心筋症**でした. このような所見のある場合，肥大型心筋症 hypertrophic cardiomyopathy (HCM) の場合は，拡張相肥大型心筋症 dilated phase HCM (D-HCM) に相当する場合が多いと思われます.

この所見を認めたら二次性心筋症の場合でも，心筋層の高度の線維化を考えるべきです.

▶ 検診医の最終判定

検診で，このような心室内伝導遅延で，結節型の細かな電位変動を伴う心電図をみたら要精検とします

本症例からの 学び

● 心室内伝導遅延はその程度が強い場合（QRS 幅が広い場合），心室筋の病変を疑います. 特に QRS 波形にノッチのあるもの，さらには不規則な "ギザギザ" のあるものは要注意です.

ギザギザハートは心筋症（その2）

A

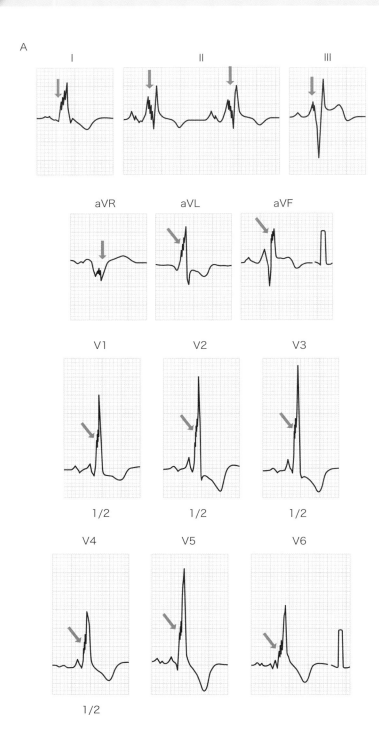

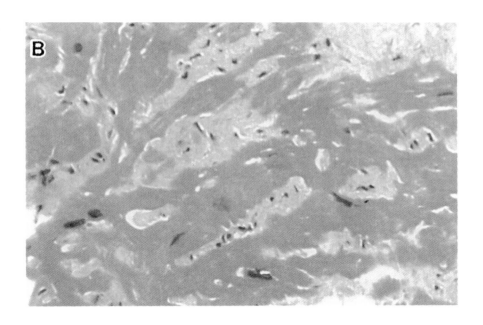

心電図と病理の所見

A：心電図：独特な"ギザギザ波形"（図中の色矢印）を呈し両脚ブロックを示す.
B：剖検組織像：肥大型心筋症を特徴付ける BMHD（錯綜配列を伴う奇妙な心筋肥大像）が認められた.

> ▶ **患者概要**

20歳男性，一卵性双生児の1人.

> ▶ **この症例の読み方**

　一卵性双生児で，2人とも臨床的に拡張相肥大型心筋症 dilated phase of hypertrophic cardiomyopathy（D-HCM）の病態を呈し，ほぼ同時に突然死した症例です.

　心電図は高度な心室内伝導遅延 intraventricular conduction delay（IVCD）に加えて独特な**"ギザギザ波形"**（色矢印）を認めます. 剖検にて錯綜配列を伴う心筋肥大像 bizarre myocardial hypertrophy with disorganization（BMHD），線維化の散在を認めました.

　このように高度な心室内伝導遅延に加えて，その QRS にノッチ notch（切れ込み）がある場合，特に**"ギザギザ波形"**（ジャゲッド jagged）がある場合は，それだけで**高度な線維化**を示唆します. 外来や検診において心電図だけで心筋症を診断できる関口パターン[1]の1つです. それも重症の拡張相肥大型心筋症を示唆します. これは突然死を来すおそれがあります. 現在では両心室ペーシング機能付埋込型除細動器 cardiac resyncronization therapy defibrillartor（CRT-D）の適応です.

本症例からの **学び**

● 高度な心室内伝導遅延があり，さらに QRS にキザキザ波形がある場合は，重度の拡張相肥大型心筋症を示唆します．これは突然死のおそれもある疾患ですが，心電図だけで診断可能な場合もある心筋症の1つです．

● 関口語録："ギザギザハート"は心筋症．拡張相肥大型心筋症を疑い二次性心筋症でも重度の線維化を疑う．

文献
1) 関口守衛，北島　敦ほか：一般市民健診5万例における心筋症心電図の頻度とその内訳．診断と治療．2005；93：1-7.

COLUMN

拡張相肥大型心筋症
dilated phase hypertrophic cardiomyopathy（D-HCM）

　　肥大型心筋症 hypertrophic cardiomyopathy（HCM）の経過中に拡張型心筋症 dilated cardiomyopathy（DCM）の様相を呈し，予後不良の状態で，HCM の3～16％に存在するとされています．診断は，①左室腔の拡大，②壁厚が保たれているということです[1]．この病態では，診断時にすでに組織学的に広汎な線維化を認めるといわれています．心筋線維化を示すガドリニウムによる遅延造影 MRI は左室心筋の広い範囲で認められます[2]．septal q 波の消失や高度な心室内伝導遅延 intraventricular conduction disturbance（IVCD）＋ "ギザギザハート" も MRI ガドリニウム造影遅延現象と同様に重篤な心筋層の線維化を表すともいえます．

文献
1) 松崎益徳 編：心筋症：新しい診断と治療の ABC. 最新医学社，2008.
2) Moon JC,et al:Toward clinical risk assessment in hypertrophic cardiomyopathy with gadolinium cardiovascular magnetic resonance. J Am Coll Cardiol.2003;41:1561- 1567.

CRT-Dの適応

　近年，慢性心不全に対する両心室ペーシングである心室再同期療法 cardiac resynchronization therapy (CRT) の有効性，生命予後改善効果が立証され，さらに両心室ペーシング機能付埋込型除細動器 cardiac resyncronization therapy defibrillator (CRT-D) によって心不全死のみでなく突然死予防効果も示され，多く導入されつつあります．この植え込み適応は，基本的には，①心電図の QRS 幅，②心機能によって決まります．例によって各国のガイドラインは読むべき量が多く，国による若干の差異もあり，わかりづらいので簡単にまとめてみます．こうした新たな治療の適応と効果をみると，CRT-D 出現よりはるか前に，膨大な心電図の解析から「QRS 幅 121〜130 ms は中等度の心室内伝導障害，130 ms 以上は高度の障害」と記述した関口論文[1]の正しさを示していると思われます．

CRT-D の適応を端的に言うと

　QRS 幅が広く，心機能の悪い例．具体的には，① EF35％以下で，② QRS 幅 120 ms 以上（ヨーロッパでは 131 ms 以上）です[2]．

　健診において循環器専門外来にコンサルトしたほうがよい場合は，①著明な心肥大があり，② QRS 幅が 124 ms 以上で，③心機能が悪く，④心室期外収縮や心房細動などです．まず，早めに精査・受診の方向でよいと思います．

文献
1)　関口守衛ほか：心室内伝導障害ないしワイド QRS 心電図を示す症例を分析する．診断と治療．2004；92：1093-1099.
2)　日本循環器学会：不整脈の非薬物治療ガイドライン 2011 年改訂版．

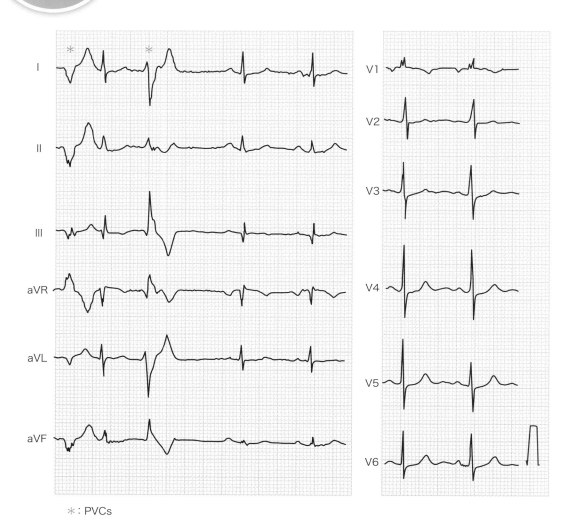

＊: PVCs

心電図所見

　肢誘導で 2 源性の心室期外収縮 premature ventricular contraction (PVC)（＊印）を認めます．心室期外収縮の形は異なっています．V₁ では不完全右脚ブロックをうかがわせる所見です．

▶ 患者概要

　62 歳女性，献血の際の心電図検査で心室期外収縮が発見され，地元病院を受診，精査時の心電図です．

▶ この症例の読み方

　症例 16 で心室期外収縮を取り上げ，①心室期外収縮の見方，②重症度，③ septal q 波について解説しました．今回は，臨床面および病理学的に重要な基礎疾患のある症例を紹介します．

　ホルター心電図により心室期外収縮 3 連発，心エコー検査にて左室壁肥厚を認めました．

　心臓カテーテル検査が行われ，冠動脈造影では狭窄はありませんでしたが，左室拡張末期圧が 22 mmHg と上昇していました．この結果，心筋症が疑われ，右室心内膜心筋生検が行われ，心室期外収縮の原因を示唆する重要な所見が認められました．それは，検体すべての心筋内に認められた高度な脂肪組織でした（図1，2）．不整脈原性右室心筋症 arrhythmogenic right ventricular cardiomyopathy (ARVC) が考えられました．

▶ 最終診断

　心室期外収縮　要精査（不整脈原性右室心筋症でした）

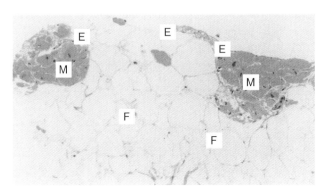

図1　症例 24（62 歳，女性）

検診で心室期外収縮＋右室伝導遅延が発見され（症例 23 の心電図参照），右室心内膜心筋生検で心内膜（E）側にわずかな心筋組織（M）を認めるのみで標本の大部分は脂肪組織（F）で占められていた特異な所見．

当初，心筋全体がこのようになっているのか不思議に思ったが，他スライスの標本でも同様の脂肪組織を認めたため，一連の病変であると考えた．

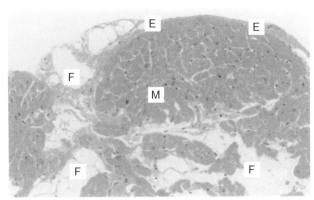

図2　症例 24 の右室心筋生検所見

2 部位の心生検標本のうち 1 部位はこの図の如き外観を呈していた．図 1 では著しい心内膜下脂肪を示していたが，本図の標本では脂肪組織（F）が散在性に浸潤していた．M：心筋，E：心内膜．

本症例からの **学び**

- 心室期外収縮は**比較的頻度が高く**，北島の検診心電図検索では**全心電図検診例中の 1.5%にみられました** [1]．
- 心室期外収縮がある場合は，随伴する心電図所見や心疾患の病歴に留意する必要があります [2]．

文献
1） 北島　敦：心臓検診における心臓精密検査例の臨床的・病理学的分析．信州医．2000；48：105-120.
2） 関口守衛ほか：健診で問題となった心室性期外収縮の精査 4 症例．診断と治療．2004；92：541-545.

心室期外収縮（その2）

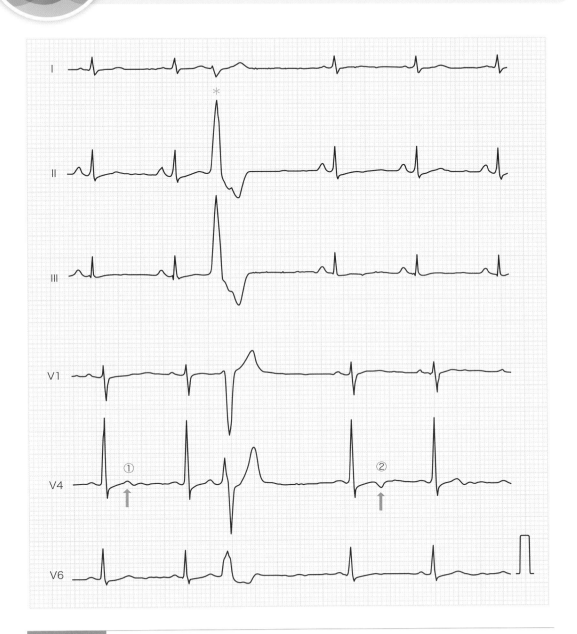

心電図所見

　この心電図では心室期外収縮 premature ventricular contraction (PVC) ＊が1個しか認められなかった．①の正常 QRS 波形に比し，②では期外収縮後 T 波変化 postextrasystolic T wave change を認める．心室期外収縮は左脚ブロック type である．

➤ 患者概要

56 歳女性，自営業．市民健診で心室期外収縮が発見され，地元病院を受診した際の心電図です．

➤ この症例の読み方

ホルター心電図で心室期外収縮の 3 連発が認められました．これは Lown 分類の 4b に相当します（P.55 表 1 参照）．心エコー検査および左室造影にて左室全般の壁運動低下を認めたので，右室から心内膜心筋生検が行われました（図 1）．組織学的に心筋内小血管周囲に脂肪組織浸潤が著明で，不整脈原性右室心筋症 arrhythmogenic right ventricular cardiomyopathy (ARVC)[1] ないし不整脈型心筋症 electric disturbance type of cardiomyopathy (ECM)[2] と考えられました．

大事な点は**心室期外収縮をみたら不整脈原性右室心筋症などの心筋症の合併の可能性もあるので専門医に紹介する**のがよろしいと思われます．

➤ 最終判定

不整脈原性右室心筋症[1] ないし不整脈型心筋症

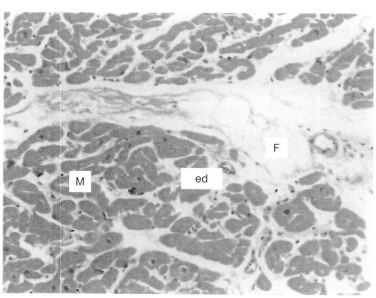

図1 症例 25 の右室心筋生検所見

心筋層（M）の中の間質に軽度の浮腫（ed）を認める．本例では血管周囲に脂肪組織（F）浸潤がやや目立っていた．

本症例からの 学び

- Lown 分類（P.55 表 1）の Grade3（多源性），4b（3 連発），5（R on T）であれば一般的に放置してはいけません[3]．より高次の循環器検査を行うため専門外来受診とします．
- 心電図の他の随伴所見（左室肥大，心室内伝導障害，ST-T 変化など）に留意して器質的心疾患の有無を考えましょう．
- 心室期外収縮の陰には不整脈原性右室心筋症など，その発生機序に意義のある心筋症も隠されていることを念頭に置きましょう．

- 関口語録：心室期外収縮と軽く思うな心筋症．ときにはあるよ，不整脈原性右室心筋症．

文献
1) 関口守衛ほか：不整脈原性右室心筋症ないし異形成症（ARVC/D）．日本臨床．2000；58：108-116.
2) 関口守衛ほか：不整脈，伝導障害を主徴とする心筋症（ECM）の提唱．日本臨床．1991；49：71-80.
3) 関口守衛ほか：健診で問題となった心室性期外収縮の精査 4 症例．診断と治療．2004；92：541-545.

完全右脚ブロック＋左軸偏位の心電図を見たら忘れてはならない大切な定石がある（その1）

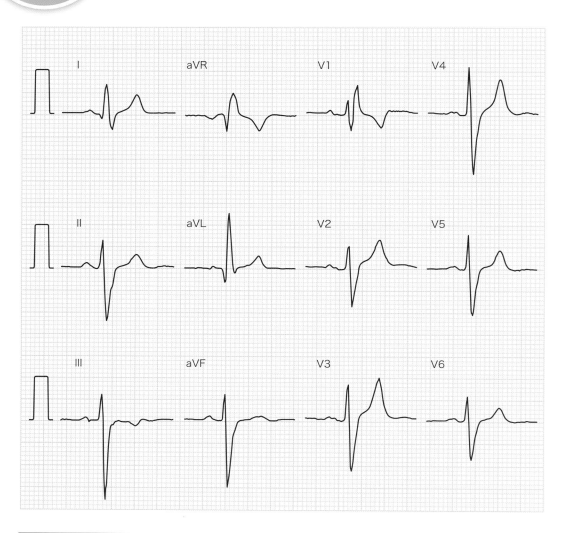

心電図自動診断の結果

性別：男　　　年齢：59 歳　　　　167.0 cm　71.1 kg　BMI 25.5　118/74 mmHg
心拍数　　61 bpm
PR 間隔　166 ms
QRS 幅　　144 ms
QT/QTc 間隔　　434/438 ms
P/QRS/T 軸　　46/ −68/14 °
RV5/SV1 値　　0.780/0.350 mV
RV5 + SV1 値　　1.130 mV

1100　洞調律
2450　完全右脚ブロック
2630　左脚前枝ブロック
9151　abnormal ECG

▶ 患者概要

　59歳男性，身長167.0 cm，体重71.1 kg，BMI25.5，血圧118／74 mmHg．既往歴・受診歴に特記事項なし．家族歴は不明です．

▶ この症例の読み方

　心電図の所見は完全右脚ブロック complete right bundle branch block (CRBBB) でQRS軸は−68°と著しい左軸偏位 left axis deviation (LAD) を呈しており，自動診断では左脚前枝ブロック left anterior hemiblock (LAH) と記されています．QRS幅も144 msと高度に延長しています．単なる完全右脚ブロックではなく，**左右ともに脚束ブロックが進行している可能性があります．完全右脚ブロック＋左脚前枝ブロックは将来，完全房室ブロックに進行する可能性が高く注意が必要です** [1]．

　関口らは完全右脚ブロック＋左軸偏位をみた際，**中年女性の場合には心筋サルコイドーシスを考える必要がある**ことを強調しています [1]．

　本例は男性でありますが，心筋サルコイドーシスの他に何らかの心筋疾患の存在を考える必要があります．症状がなくとも「要精検」としたい症例です．可能であれば家族歴も追跡したい症例です．

▶ 検診医の最終判定

　要精検

本症例からの 学び

● 中年女性の完全右脚ブロック＋左軸偏位は，心筋サルコイドーシスを考える必要があります．

文献
1)　関口守衛ほか：健診で発見される右脚ブロックと軸偏位の診断と患者指導ガイダンス（Ⅰ）．診断と治療．2004：92：725-731．

完全右脚ブロック＋左軸偏位の心電図を見たら忘れてはならない大切な定石がある（その2）復習

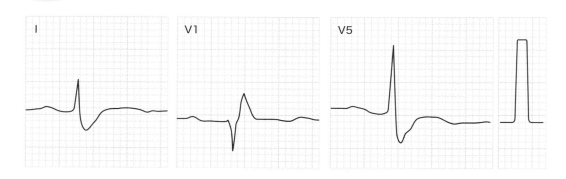

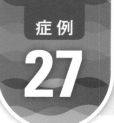

心電図所見

心電図は右脚ブロック型で wide QRS（0.16 秒）を示しています．この 3 つの誘導だけでは軸は不明です．

➤ **患者概要**

　46 歳女性，自覚症状もなく既往歴，家族歴も特記事項はありません．検診心電図の右脚ブロック型 wide QRS（160 ms）から心筋疾患が疑われ，心機能も低下していたため，精査が行われました．

➤ **この症例の読み方**

　心内膜心筋生検から心筋サルコイドーシスと診断されました．病理組織学的に非乾酪性類上皮細胞肉芽腫が特徴的です（図1）[1]．掘り下げ解説 11 もご参照ください．

➤ **最終診断**

　心筋サルコイドーシス

●関口語録：中年女性の完全右脚ブロック＋左軸偏位は心筋サルコイドーシスを疑え！

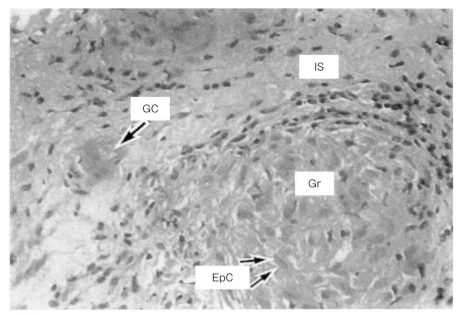

図1 症例27の病理所見

　右心室心内膜心筋生検で心筋サルコイドーシスの診断が確定した（H-E染色）．この標本には心筋細胞が認められないほど高度な病変であった．
Gr：サルコイド肉芽腫，EpC：類上皮細胞，GC：巨細胞，IS：心筋間質．

文献
1)　北島　敦，関口守衛ほか：健診心電図から心疾患を診断する（Ⅱ）．診断と治療．2003；91：1279-1285.

心筋症と心電図

　図1に模式図を使った刺激伝導系障害を示します．心室中隔を侵す心筋症，特にサルコイドーシスではこのような脚束ブロック，房室ブロックが生じやすいと考えられます[1]．

　次に**二次性心筋症**（AHA分類，2006年）を示します．AHA分類では二次性心筋症を「全身疾患の心病変」と定義しています．そのうち，**炎症（肉芽腫）**によるものとしてサルコイドーシスが記されています（表1）[2]．

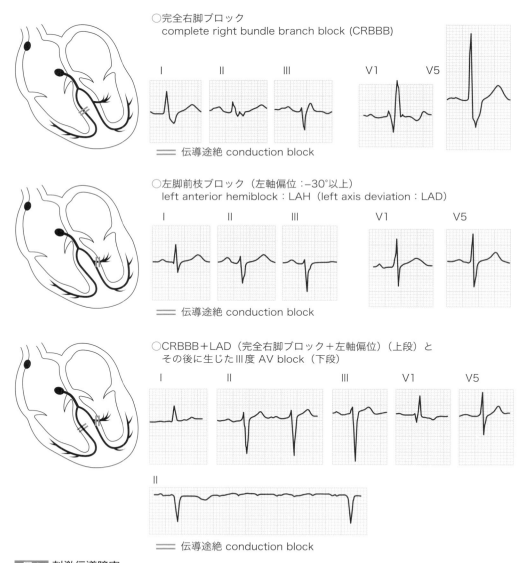

○完全右脚ブロック
complete right bundle branch block (CRBBB)

I　　II　　III　　V1　　V5

═══ 伝導途絶 conduction block

○左脚前枝ブロック（左軸偏位：−30°以上）
left anterior hemiblock：LAH（left axis deviation：LAD）

I　　II　　III　　V1　　V5

═══ 伝導途絶 conduction block

○CRBBB＋LAD（完全右脚ブロック＋左軸偏位）（上段）と
　その後に生じたⅢ度 AV block（下段）

I　　II　　III　　V1　　V5

II

═══ 伝導途絶 conduction block

図1 刺激伝導障害

（関口守衛ほか：心臓の刺激伝導障害を図説によって知る．診断と治療．2005；93：165-171.）

表1 二次性心筋症（AHA 分類，2006 年）

浸潤	アミロイドーシス（原発性，家族性，老人性，二次性），Gaucher 病，Hurler 病，Hunter 病
蓄積	ヘモクロマトーシス，Fabry 病，糖原病（タイプⅡ，Pompe 病），Niemann-Pick 病
毒物	薬剤，重金属，化学物質
心内膜心筋症	心内膜線維症，特発性好酸球増多症（Loeffler 症候群）
炎症（肉芽腫）	サルコイドーシス
内分泌性	糖尿病，甲状腺機能亢進症，甲状腺機能低下症，副甲状腺機能亢進症，褐色細胞腫，末端肥大症
心臓 - 顔	Noonan 症候群，多発性黒子症候群
神経・筋疾患	Friedreich 失調症，Duchenne-Becker 型筋ジストロフィー，Emery-Dreifuss 型筋ジストロフィー，筋強直性ジストロフィー，神経線維腫症，結節性硬化症
栄養障害	脚気衝心，ペラグラ，壊血病，セレン欠乏，カルニチン欠乏，Kwashiorkor
自己免疫 / 膠原病	全身性エリテマトーデス，皮膚筋炎，関節リウマチ，強皮症，結節性多発動脈炎
電解質異常	
がん治療	アントラサイクリン：アドリアマイシン，ダウノマイシン，シクロホスファミド，放射線

（Maron BJ, et al: Contenporary definitions and classification of the cardiomyopathies. Circulation.2006;113: 1807-1816.）

　心筋サルコイドーシスとは関係ありませんが，復習としてここで思い出していただきたい「中年女性」に関するもう 1 つのキーワードは，中年女性の摩訶不思議な ST-T 変化（器質的心疾患を伴わない ST-T 変化）です．ときに冠狭窄がないのに運動負荷で ST の大幅低下を示します（症例 3）.

文献
1)　関口守衛ほか：心臓の刺激伝導障害を図説によって知る.診断と治療．2005；93：165 -171.
2)　Maron BJ, et al: Contenporary definitions and classification of the cardiomyopathies. Circulation.2006;113: 1807-1816.

誰でもわかる心サルコイドーシス症（その1）

はじめに

　サルコイドーシスをみたことがない，という方のために，検診症例にこだわらず，外来症例や解説症例を含め概説してみたいと思います．

　最近，臨床的に心病変を呈しながら他臓器に臨床症状を認めない「心臓限局性（孤立性）サルコイドーシス」の存在が多数報告され注目を浴びていますが，その生前診断率はわずか25％といわれています[1]．心内膜下心筋生検は，技術的なサンプリングエラーによる低感度および高侵襲のため，負担が大きい割に診断率は低く，生検組織中心の診断では見逃してしまいます．そこで従来のGaシンチグラムに加えてFDG-PETおよびMRI所見を参考にし，診断基準を満たす場合はサルコイドーシスの治療開始可能となっています[1,2]．

　しかしながら，一度生検にて陽性となれば特異度は極めて高く，治療へのインフォームドコンセントも得やすいといえます．病理組織所見が大事であるという点は以前と変わりありません．ここを踏まえて読んでいただきたいと思います．

意外に多い心サルコイドーシス症

　心サルコイドーシス症は欧米や他のアジア諸国と比べて圧倒的に日本人の中年以上の女性に多く，心刺激伝導系障害が前面に立つ例が多数を占めます．

　中年以上の女性でペースメーカ植え込みとなった高度房室ブロック例の約30％を占めるという報告もあります．ステロイドの長期投与がその予後改善に有効であることから，疑心を抱き発見することが非常に重要です[3,4]．

　図1の色矢印で示したように，①幅広いQRS，②V_1のQRSがrsR′，③I，V_5，V_6の幅広いS，④V_1のT陰性化，以上の点より完全右脚ブロックと診断できます．さらにII誘導のSがRよりはるかに大きく左軸偏位を認めます．このような完全右脚ブロック complete right bundle branch block（CRBBB）＋左軸偏位 left axis deviation（LAD）を示す中年以上の女性をみた場合，心サルコイドーシス症を考える必要があります[5]．

完全右脚ブロック＋左軸偏位の臨床表現（心電図）はモービッツII型2度房室ブロックを呈するようになる

　ヒス束以下の2束ブロックを図2に示しました．刺激伝導系の略図は諸説あり，実際は病理学的に扇型であると思われますが，一番わかりやすいRosenbaumの図を用いました．色線が心サルコイドーシス症の病変浸潤によって途絶しやすい部分です[6]．この症例を次に示します．

　実際の心サルコイドーシス症例のモニター心電図です（図3）．Pの後，QRS群が突然脱落するものです．本心電図は2：1房室ブロック（通称ニーイチブロック）を示しています．完全右脚ブロック＋左軸偏位のリズム不整の臨床表現だと思われます．

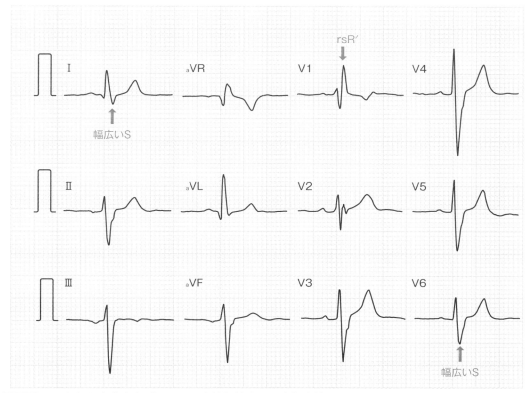

rsR′

幅広いS

幅広いS

図1 このような完全右脚ブロック＋左軸偏位を示す中年女性の心電図をみたら，心サルコイドーシス症を考える.

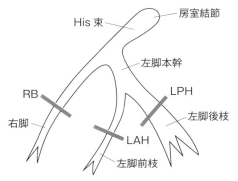

His束 ── 房室結節
左脚本幹
RB ── LPH
右脚 ── 左脚後枝
LAH
左脚前枝

図2 Rosenbaum が表した有名な刺激伝導系の略図

右脚は 1 本，左脚には前枝と後枝があり，後枝はかなり太く，なかなか途絶しないのが特徴であるとしている．これは歴史的には古いものであるが，彼がシャーガス Chagas 病，すなわちトリパノゾーマ心筋炎の患者においてこのコンセプトを得たといういわれがある.

(Rosenbaum MB: Types of right bundle branch block and their clinical significance. J Electrocardiol. 1968;1:221-232.
Rosenbaum MB: The hemiblocks: Diagnostic criteria and clinical significance. Med Concepts Cardiovas Dis.1970;39:141-146.
Rosenbaum MB et al: The Hemiblocks. Oldsmar. Fla, Tampa Tracings,1970.)

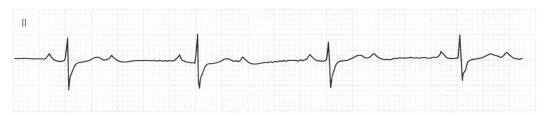

図3 モービッツⅡ型房室ブロック
2：1 ブロックを示している

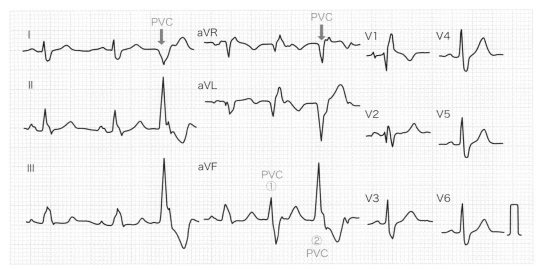

図4 心サルコイドーシス症があり本来は激しい運動は禁じられていたのにフィットネスクラブでバーベルコースを終えベンチに座ったところで失神し倒れた症例（39 歳男性）

心電図は，右脚ブロック＋2 源性心室期外収縮：①＋②を示していた．これをみただけで突然死のハイリスクと考えられる．心室頻脈や心室期外収縮に対して適切な治療のアドバイスをしたにもかかわらず，自己申告で健康人としてフィットネスクラブに入会を果たし，このような事態となったことが悔やまれる．幸い心肺蘇生と除細動で救命できた．

　なお，モービッツⅡ型 2 度房室ブロックは検診例中 0.006％ですが，中年女性でこれをみたら心サルコイドーシス症を疑います．完全房室ブロックの前駆症状として本病態を認める場合もあり，要注意です [7]．

心サルコイドーシス症は伝導障害だけでなく数々の心室不整脈を呈する

　心サルコイドーシス症は，心室期外収縮 premature ventricular contraction（PVCs）の他，心室頻拍 ventricular tachycardia（VT）など悪性（致死的）不整脈を起こします [3]．実例を示します．

　図 4 は心サルコイドーシス症の 39 歳男性の心電図です．心電図は右脚ブロックと 2 源性心室期外収縮（PVCs，Lown 分類 3 度）がみられました．本人は無許可で激しい運動後に失神．幸い救命された例です．

まとめ

　このように伝導障害，ことに完全右脚ブロック＋左軸偏位や房室ブロックを来した中年以上の女性をみたらまず心サルコイドーシス症を考えます．サルコイドーシス（サル）は有効な治療があります．診断が治療することにつながり，突然死予防や予後改善となるからです．日本サルコイドーシス学会の診断基準を表 1 にあげました．

文献
1) 磯部光章：心臓限局性サルコイドーシスの臨床像．日本内科学会誌．2015；104（1）：120-126.
2) 日本循環器学会：2016 年版心臓サルコイドーシスの診療ガイドライン．2017.

表1 心臓サルコイドーシスの診断指針

心臓病変の臨床所見

心臓所見は主徴候と副徴候に分けられる．次の 1）または 2）のいずれかを満たす場合，心臓病変を強く示唆する臨床所見とする．〈Ⅱ章 3.2 各種臓器におけるサルコイドーシスを示唆する臨床所見　c.心臓病変の臨床所見の項目に該当〉

1）主徴候（a）～（e）5 項目中 2 項目以上が陽性の場合．
2）主徴候（a）～（e）5 項目中 1 項目が陽性で，副徴候（f）～（h）3 項目中 2 項目以上が陽性の場合．

心臓所見

　1．主徴候

　（a）高度房室ブロック（完全房室ブロックを含む）または致死性心室性不整脈（持続性心室頻脈，心房細動など）
　（b）心室中隔基部の菲薄化または心室壁の形態異常（心室瘤，心室中隔基部以外の菲薄化，心室壁の局所的肥厚）
　（c）左室収縮不全（左室駆出率 50％未満）または局所的心室壁運動異常
　（d）^{67}Ga citrate シンチグラフィまたは ^{18}F-FDG-PET での心臓への異常集積
　（e）ガドリニウム造影 MRI における心筋の遅延造影所見

　2．副徴候

　（f）心電図で心室性不整脈（非持続性心室頻拍，多源性あるいは頻発する心室期外収縮），脚ブロック，軸偏位，異常 Q 波のいずれかの所見
　（g）心筋血流シンチグラフィ（SPECT）における局所欠損
　（h）心内膜心筋生検：単核細胞浸潤および中等度以上の心筋間質の線維化

心臓サルコイドーシスの診断指針
1）組織診断（心筋生検陽性）
　心内膜心筋生検あるいは手術などによって心筋内に乾酪壊死を伴わない類上皮細胞肉芽腫が認められる場合，心臓サルコイドーシス（組織診断）とする（付記⑥も参照）．
2）臨床診断（心筋生検陰性または未施行）
　（1）心臓以外の臓器で類上皮細胞肉芽腫が陽性であり，かつ上記の心臓病変を強く示唆する臨床所見を満たす場合，または，（2）呼吸器系あるいは眼でサルコイドーシスを強く示唆する臨床所見があり，かつ特徴的な検査所見（表 1）の 5 項目中 2 項目以上が陽性であって（Ⅱ章 3.1 サルコイドーシスの診断基準［p.9］参照），上記の心臓病変を強く示唆する臨床所見を満たす場合に，心臓サルコイドーシス（臨床診断）とする．
付記
①虚血性心疾患と鑑別が必要な場合は，冠動脈検査（冠動脈造影，冠動脈 CT あるいは心臓 MRI）を施行する．
②心臓以外の臓器でサルコイドーシスと診断後，数年を経て心臓病変が明らかになる場合がある．そのため定期的に心電図，心エコー検査を行い，経過を観察する必要がある．
③心臓限局性サルコイドーシスが存在する．
④^{18}F-FDG PET は，非特異的（生理的）に心筋に集積することがあるため撮像条件に注意が必要である．撮像方法は，日本心臓核医学会の「心臓サルコイドーシスに対する ^{18}F FDG PET 検査の手引き」[192,193] に準拠する．
⑤乾酪壊死を伴わない類上皮細胞肉芽腫が心内膜心筋生検で観察される症例は必ずしも多くない．したがって複数のサンプルを採取することが望ましい．
⑥心内膜心筋生検あるいは手術などによって心筋内に乾酪壊死を伴わない類上皮細胞肉芽腫が認められ，かつ，既知の原因の肉芽腫および局所サルコイド反応を除外できている場合，サルコイドーシスの組織診断群として扱う（Ⅱ章 3.1 サルコイドーシスの診断基準［p.9］参照）．
⑦^{18}F-FDG PET の現在の保険適用の範囲は，「心臓サルコイドーシスにおける炎症部位の診断が必要とされる患者」と規定されていることに注意が必要である．

（日本循環器学会．循環器病ガイドラインシリーズ 2016 年度版：心臓サルコイドーシスの診療ガイドライン．
http://www.j-circ.or.jp/guideline/pdf/JCS2016_terasaki_h.pdf（2020 年 2 月閲覧））

3）関口守衛ほか：心臓の刺激伝導障害を図説によって知る．診断と治療．2005；93：165-171.
4）北島　敦，関口守衛ほか：健診で発見された各種房室ブロック 5 症例の図説．診断と治療．2004；92：177-183.
5）関口守衛ほか：健診心電図から心疾患を診断する－まとめ．診断と治療．2005；93：329-337.
6）関口守衛ほか：健診で発見される右脚ブロックと軸偏位と患者指導ガイダンス（Ⅰ）．診断と治療．2004；92：725-730.
7）北島　敦，関口守衛ほか：健診心電図異常から心疾患を診断する（Ⅱ）．診断と治療．2003；91：1279-1285.

おさらい講義 2

誰でもわかる心サルコイドーシス症（その2）

　おさらい講義１では，心サルコイドーシス症の病変分布を考えると心室中隔に好発するため，右脚ブロック，左軸偏位，房室ブロックを来すことを書きました．また，多源性心室期外収縮や心室頻拍といった**致死性**（悪性）心室不整脈を合併することも記しました．

　比較的若年者にこのような所見の心電図をみた場合，**心電図所見から心サルコイドーシス症を疑うことが必要**です[1]．心サルコイドーシス症はステロイド投与によって予後の改善が期待できる**数少ない二次性心筋症の１つ**であるからです[2]．しかし，現在でもその診断，特に心臓限局性サルコイドーシス isolated cardiac sarcoidosis (ICS) の生前診断は難しいと報告されています[3, 4]．早期発見には疑診をもつことと情報共有（知識の蓄積）が重要であると関口は書いています[1]．

　ここで，少し心サルコイドーシス症について解説症例をあげ，今までのまとめと診断基準を書いてみます．

■ 刺激伝導障害を図説によって知る

　図１のように心室中隔に浸潤した病変がヒス束以下の**刺激伝導系**を侵すと完全右脚ブロック complete right bundle branch block (CRBBB) ＋左軸偏位 left axis deviation (LAD)，２度や３度の房室ブロックとなります．対応した心電図の例を示します（図２）[2]．

　さらに病変が**心室自由壁**まで浸潤が及ぶと容易に**心室不整脈**を来します（図３）．

　このような状況での心サルコイドーシス症のホルター心電図の心室頻拍 ventricular tachycardia (VT) を示します（図４）．突然死を来す可能性もあります[4]．

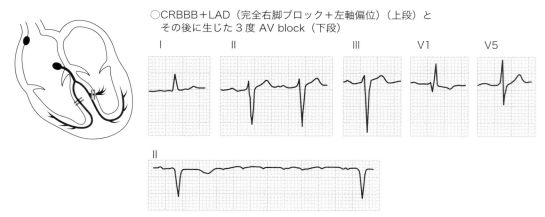

○CRBBB＋LAD（完全右脚ブロック＋左軸偏位）（上段）と
　その後に生じた３度 AV block（下段）

図1 ヒス束以下の刺激伝導系が侵された場合（再掲）

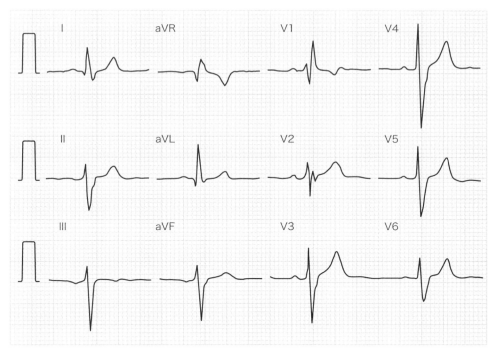

図2 自動診断　①完全右脚ブロック，②左脚前肢ブロック

サルコイドーシス（サル）の病理

　①類上皮細胞肉芽腫（非乾酪性）：肉芽腫にはラングハンス型巨細胞，異物巨細胞やリンパ球も含まれる，② Schauman 小体（88%），③好酸球性壊死（30%）：サルコイドーシスは非壊死性，類上皮細胞性肉芽腫とされていますが，ときに好酸性凝固壊死を示し，鍍銀で膠原線維変性がみられる，④ Thebessian vein の線維性肥厚（関口）[5] 等々です．

　同一症例ではありませんが，心内膜心筋生検で得られた組織像を供示します．ラングハンス型巨細胞が特徴的です（図5）[6]．

診断の実際

　必ずしも病理組織学的にサルコイド結節が確認できなくても臨床診断群として診断できます（P.93 表1 および P.97 表1）．血清 ACE 活性が 17（IU/L）以上の例はかなり疑わしいといえます．さらに，ガドリニウム造影 MRI での造影遅延所見 late gadolinium enhancement（LGE），FDG-PET の局所的異常集積は重要所見です[7]．わが国における剖検からみたサルコイドーシスの直接死因の大部分は**心臓病変です**[7, 8]．

生前診断の付いていない症例も多い

　拡張心筋症として左室縮小形成術が施行された 110 例のうち 8 例（7%）が，切除心筋標本より心サルコイドーシスと判明したという報告や[8]，20 年間の 296 例の心臓移植のうち 6 例（2%）が心サルコイドーシスであり，6 例のうち移植前に本症と診断されていたのは 1 例

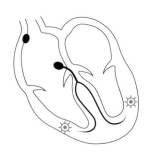

2源性 PVC（bifocal PVC）
左右心室の2ヵ所から出ている PVC（色矢印）

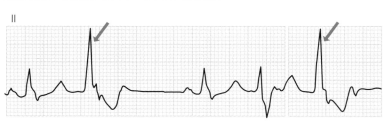

多源性 PVC（multifocal PVC）
左右心室の3ヵ所以上から PVC（色矢印）が出ている

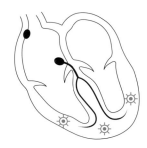

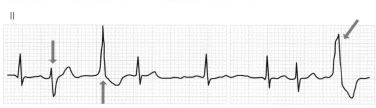

心室頻拍
心室（本図では右室）から幅広い QRS 波 100-250/ 分が発現する

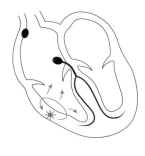

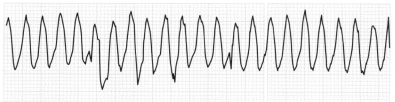

✳ 興奮発現部位　　↻ リエントリー（旋回運動）

図3 心室自由壁まで病変が及んだ場合

心室期外収縮 premature ventricular contraction（PCV）

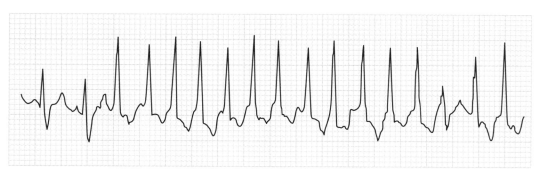

図4 心サルコイドーシス症の心室頻脈発作

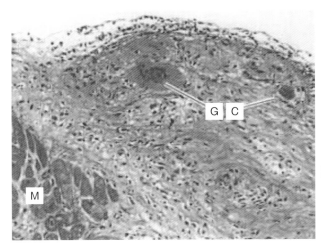

図5

標本は右心室心内膜心筋生検で得られたもの
で，心内膜面に大きな肉芽腫の形成が認めら
れる．その中に巨細胞も認められる． GC：
巨細胞 M：心筋細胞

表1 心臓限局性サルコイドーシス診断の手引き

前提条件

①他臓器でサルコイドーシスに特徴的な臨床所見を認めない（呼吸器系病変，眼病変，皮膚病変に対して十分
　検査を行う．症状がある場合は当該臓器病変の除外を行う）．

② ^{67}Ga citrate シンチグラフィまたは ^{18}F- FDG PET で心臓以外への異常集積を認めない．

③胸部 CT 検査で肺野にリンパ路に沿った陰影を認めず，肺門縦隔リンパ節腫大（＞短径 10 mm）を認めない．

1．組織診断群

　　心内膜心筋生検あるいは手術などによって心筋内に乾酪壊死を伴わない類上皮細胞肉芽腫が認められる場
　合，心臓限局性サルコイドーシス（組織診断群）と診断する．

2．臨床診断群

　　上記表 1 の主徴候（a）〜（e）5 項目の内，（d）を含む 4 項目以上陽性の場合に心臓限局性サルコイドーシ
　ス（臨床診断群）と診断する．

付記

①「心臓所見」のうち（d）を含まない 4 項目以上陽性，または（b），（d）を含めて 3 項目陽性の場合は心臓限
　局性サルコイドーシスの疑診として扱う．

②疑診でも心臓限局性サルコイドーシスを強く疑い，生命の危険が想定される場合は治療的診断として，診
　断に先行してステロイドなどの免疫抑制療法を行う場合がある．

③冠動脈疾患ならびに他の炎症性心筋疾患（慢性心筋炎，巨細胞性心筋炎，全身性疾患に伴う心筋炎）を除外
　する．

④ ^{18}F-FDG PET は，非特異的（生理的）に心筋に集積することがあるので撮像条件に注意が必要である．撮
　像方法は，日本心臓核医学会の「心臓サルコイドーシスに対する ^{18}F FDG PET 検査の手引き」[192, 193] に準
　拠する．

⑤心筋生検の陽性率は必ずしも高くないが，可能なかぎり組織診断をすることで治療戦略がより確実となる．

⑥ ^{18}F-FDG PET の現在の保険適用の範囲は，「心臓サルコイドーシスにおける炎症部位の診断が必要とされ
　る患者」と規定されていることに注意が必要である．

⑦心臓限局性サルコイドーシスの臨床診断群は，サルコイドーシスの診断基準（II 章 3.1 サルコイドーシスの
　診断基準［p.9］）においては「サルコイドーシスの疑診」となる．

（日本循環器学会．循環器病ガイドラインシリーズ 2016 年度版：心臓サルコイドーシスの診療ガイドライン．
http://www.j-circ.or.jp/guideline/pdf/JCS2016_terasaki_h.pdf（2020 年 2 月閲覧））

のみであったという報告があります[10]．こんなに検査が十二分と思われる厳選症例でも心サルコイドーシス症を見逃してしまうことから，いかに診断が難しいか，そしてステロイド治療の時期を逸しない早期診断，早期治療がいかに大事であるかを痛感させられます．その**発端になるのは心電図**であると思われます．

　最新の心臓サルコイドーシスの診断指針[11]をp.93，97に示します．

文献
1)　関口守衛ほか：健診で発見される右脚ブロックと軸偏位の診断と患者指導ガイダンス（Ⅰ）．診断と治療．2004；92：725-731．
2)　関口守衛ほか：心臓の刺激伝導障害を図説によって知る．診断と治療．2005；93：165-171．
3)　前野遼太ほか：診断に難渋した心臓限局性サルコイドーシスの一例．第243回日本循環器学会関東甲信越地方会（会），2017年2月4日．東京都千代田区．
4)　鬼塚久光ほか：心外病変の有無による心サルコイドーシスの臨床像の検討．日内会誌．2017；106：159．
5)　関口守衛：循環器科と他科との接点〜血管病の色々の常識．第421回循環器研究会（会），東京保険医協会．2016年1月20日．
6)　関口守衛：突然死ないしニアミス（突然死症候群）を予知できる心電図の実際．診断と治療．2004；92：1458-1463．
7)　森本紳一郎ほか：心臓サルコイドーシスの診断の手引きの改訂．呼と循．2006；54：955-961．
8)　長井苑子編：サルコイドーシス．新しい診断と治療のABC．最新医学社，2012．
9)　Otsuka K, Terasaki F, Eishi Y, et al: Cardiac sarcoidosis underlies idiopathic dilated cardiomyopathy: importance of mediastinal lymphadenopathy in differential diagnosis. Circulation J.2007; 71（12）:1937-1941.
10)　Luk A, Metawee M, et al: Do clinical diagnoses correlate with pathological diagnoses in cardiac transplant patients? The importance of endomyocardial biopsy. Can J Cardiol. 2009; 25（2）:48-54.
11)　日本循環器学会：心臓サルコイドーシスの診断ガイドライン．2017．

検診の心電図でST低下所見を見た際の鑑別診断をどうしたらよいか？（その1）

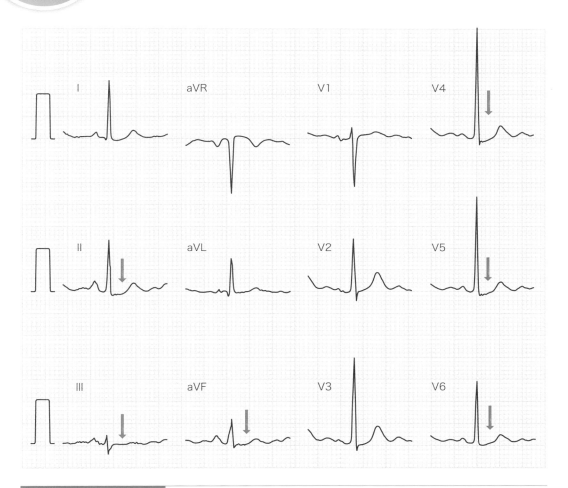

心電図自動診断の結果

性別：女　　年齢：61歳　　147.9 cm　59.1 kg　206/104 mmHg
心拍数　　94 bpm
PR 間隔　　166 ms
QRS 幅　　74 ms
QT/QTc 間隔　　346/398 ms
P/QRS/T 軸　　53/27/36°
RV5/SV1 値　　2.165/1.080 m
RV5 + SV1 値　　3.245 m
1100　洞調律
4012　中程度の ST 低下
9151　＊＊ abnormal ECG ＊＊＊

表1	ST 低下を来す病態

1. 虚血性心疾患
2. 左室肥大，右室肥大〜ストレイン型
3. 頻脈
4. 低カリウム血症
5. 健常な中年女性
6. ジギタリス
7. 脚ブロックや WPW などの二次的変化
8. 交感神経緊張

（矢崎善一ほか：波型とその異常．1997：85（9）：
1401-1409．より抜粋）

▶ 患者概要

61 歳女性，身長 147.9 cm，体重 59.1 kg，血圧 206／104 mmHg．既往歴・家族歴とも特記すべきものはなく，血縁に若年突然死例もありません．

▶ この症例の読み方

心電図をみてみると，Ⅱ，aVF，V4〜V6 の ST 低下を認め，自動診断のプリントも「中等度の ST 低下」と記されています．

本例のような ST 低下をみた際，一般的には狭心症，高血圧症，貧血，弁膜症，心筋症などによる症候性 ST 低下によるかどうかを考える必要があります[1]．

そこでまず，高血圧性心疾患 hypertensive heart disease (HHD) があるかどうかが問題となります．血圧値を測定したところ 206/104 mmHg と高度でした．高血圧性心疾患でも左房負荷や求心性左室肥大などのすべての所見がそろっているわけではありません．

また，「中年女性の摩訶不思議な ST-T 変化」（症例 3 参照）も高血圧がみられない症例についてであり，本例は該当例にはなりません．本例は高血圧の鑑別も含めて循環器内科の専門医に紹介するために「要精検」とすることが望まれます（表1）．

▶ 検診医の最終判定

要精検

本症例からの 学び

● ① QRS の電圧基準や，② Cornell product 基準で判断したときに，左室肥大がまったくない症例でも高血圧によって ST-T 変化を来す場合があるということです（ST-T 波は鋭敏）．

文献
1) 関口守衛ほか：健診心電図の ST・T 変化をどう読みどう対処するか．診断と治療．2004：92：1801-1807．

検診の心電図でST低下所見を見た際の鑑別診断をどうしたらよいか？（その2）

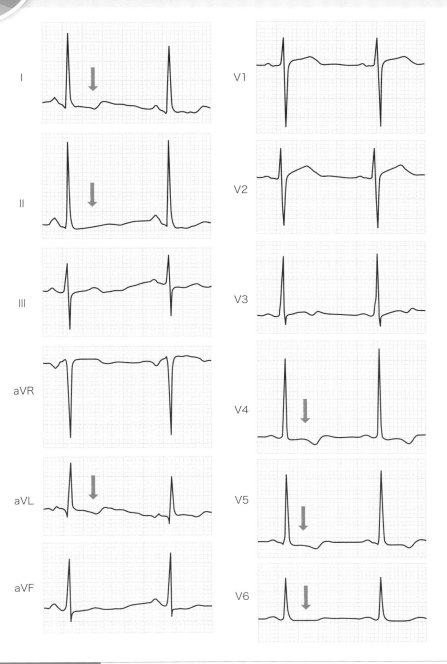

I

II

III

aVR

aVL

aVF

V1

V2

V3

V4

V5

V6

心電図自動診断の結果

①左室肥大，②ST-T 変化

性別：女　　年齢：66 歳

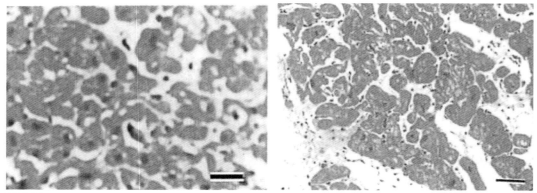

図1 症例 29 の左右心筋生検所見　両心室の肥大所見がみられた.

左図は右室心筋，右図は左室心筋の病理組織像を示す.
右室：肥大 (1 +)，間質線維化 (1 +). 左室：肥大 (1 +)，変性 (1 +)，間質線維化 (1 +)，心筋の配列の乱れ (1 +) がみられる. スケールは 25 ミクロン.

➤ 患者概要

5 年前から高血圧の現病歴のある 66 歳の女性です.

➤ この症例の読み方

心電図では左室肥大 +ST-T 変化を示しています. 心エコー検査で非対称性心室中隔肥大 asymmetric septal hypertrophy (ASH) が認められ，精査目的で紹介入院. 心臓カテーテル検査で心内圧や冠動脈に異常なく，シャント疾患や肺高血圧症もありませんでした. 左右心内膜心筋生検を行い，心筋症の所見はなく肥大・変性所見のみでした[1] (図 1).

これで本症例は高血圧性心疾患 hypertensive heart disease (HHD) との診断確定となります. 左室心筋に肥大が認められたのは高血圧による圧負荷の結果として当然ですが，右室心筋にも認められましたので，単なる右室負荷所見としてではなく，レニン-アンジオテンシン系 renin-angiotensin system (RAS) の異常などによる生化学的要因を考える必要があると思われます. 本例は心内膜心筋生検にて初めてそれを証明した例でした[1, 2].

こうした例は，現在では RAS 系はもちろんですが，非 RAS 系の MR 活性亢進とそれによる直接的心筋障害 (リモデリング) 作用も考えられます[3] (図 2). どちらの系列から生じるにしても MR 活性亢進は直接的に心筋組織に肥大や線維化を来し，心房筋においては心房細動 atrial fibrillation (AF) 発現を助長するとまでいわれています[4, 5].

本症のような場合の治療にはアンジオテンシンⅡ受容体遮断薬 angiotensin Ⅱ receptor blocker (ARB) またはアンジオテンシン変換酵素 angiotensin converting enzyme (ACE) 阻害薬投与は必須ですが，それに加えてスピロノラクトンやエプレレノンといった抗アルドステロン薬が必要かつ有効と思われます. 新しいエサキセレノンもいいでしょう. 前の症例 28 もミネラルコルチコイドの多彩な作用で中枢神経系 (脳) を介した交感神経緊張から ST 低下や高血圧のさらなる増悪を来している可能性もあります. MR 活性はこのように従来いわれている Na^+ 貯留，昇圧作用，心筋線維化の他，特に心筋細胞の直接的肥大・変性作用や

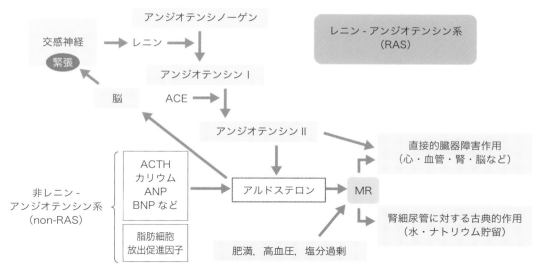

図2 アルドステロン産生の2つの経路と二次的作用

MR：ミネラルコルチコイド受容体

（伊達太郎，吉村道博：心房細動発症アルドステロンは関与するか．Angiotensin Research. 2012；9：15（71）-20（76）．より改変・引用）

脳への作用があるのではないかとわれわれは実感しています[6]．

　以上のように高血圧性心疾患を考察する際は数多くの要因についての考慮が必要であると思われます[7]．RAS全般に関して，掘り下げ解説12もご参照ください．

➤ 検診医の最終判定

要精検

本症例からの 学び

● 高血圧性心疾患は多くの要因を考え合わせる必要がある．

文献
1) 関口守衛ほか：健診心電図左室肥大所見が糸口となり心筋生検によって病態解析をした4症例（症例2）．診断と治療．2004；92：357-363.
2) 関口守衛，小笠原定雅，天沼澄子：本態性高血圧症例における左右心室心内膜心筋生検所見の病理組織計測による研究．Therapeutic Research．2002；23：131-136.
3) 加藤大介，名越智古，吉村道博：薬物療法の最前線．抗アルドステロン薬はこう使う．Mebio．2013；30：45-51.
4) 川井　真，吉村道博：アルドステロンブロッカーの心保護作用研究の最先端．血圧．2010；17：32（506）-37（511）.
5) 伊達太郎，吉村道博：心房細動発症にアルドステロンは関与するか．Angiotensin Research.2012；9：15（71）-20（76）.
6) 高橋尚子，嶋　大輔：アルドステロンの多彩な生理作用とミネラルコルチコイド受容体拮抗薬の降圧機序．新薬と臨床．2016；65：13-27.
7) 佐藤　啓ほか：高血圧．内科（増大号1）．2015；15：1081-1083.

アルドステロンと抗アルドステロン薬の進歩

　最近の循環器治療薬のトピックスとしてバソプレシン V_2 受容体阻害薬トルバプタンと選択的アルドステロン阻害薬 (SAB) エプレレノンの適応拡大，頻用があげられます．さらにエサキセレノンも発売され，ミネラルコルチコイド受容体 mineralocorticoid receptor (MR) に関与する薬物は注目を集めています．前者は他論文に譲るとして，ここでは当該症例に関係したアルドステロンと抗アルドステロン薬についてまとめてみます．

　まず，アルドステロンですが，太古の昔，人類の祖先が海中から陸上に生活の場が移った時，陸上は海中と異なり周りに Na^+ イオンもなく，生体の浸透圧や血圧を維持する上でアルドステロンは必須のホルモンでした．しかし，食塩を過剰に摂取するようになった現代ではアルドステロンは逆に血圧上昇を生じ，心血管系障害を招くことが問題になってきました．

　副腎皮質ホルモンであるアルドステロンはアンジオテンシン renin-angiotensin II (AT-II) によってその産生が亢進し，腎臓の遠位尿細管・集合管の MR に結合し，Na の再吸収を促進して血圧を上昇させます．これがレニン－アンジオテンシン－アルドステロン系 renin-angiotensin-aldosterone system (RAAS) です．RAAS の中で AT-II 自体も血管収縮，血圧上昇作用があるのは既知のことですが，アルドステロン自体の直接的作用も注目されています．厳密にいえば MR が副腎以外の心臓，血管壁にもあり，さらに腎，脳，皮膚にまで存在することが明らかになっています[1]．

　症例 29 および天沼論文[2] を通して，高血圧の直接的圧負荷にさらされ起こる左室肥大だけでなく，右室肥大も認めたことは，RAAS の関与が示唆され，AT-II の作用の他にアルドステロンの心筋細胞線維化や，直接的心肥大化，リモデリング作用が形態的に示唆された貴重な症例であると思われます．

　また，アルドステロンは脂肪組織やエンドセリンといった非レニン－アンジオテンシン系 (non-RAS) によっても産生され，本例でも起こっていた可能性もあります．加えて，アルドステロンによって脳内の MR が活性化され，交感神経亢進を来すという「二次的作用」も注目を集めています．これも血圧のさらなる上昇やレニン分泌を高め RAAS を一層活性化させるという悪循環で，分泌増加したアルドステロンの右室への障害作用が起きていた可能性もあります．

　本例には関係ありませんが，他の話題としてアルドステロンが睡眠時無呼吸症候群 sleep apnea syndrome (SAS) の原因である可能性も示唆され，閉塞性 obstructive SAS (OSAS) のみならず，今まで根本的治療のなかった中枢性 central SAS (CSAS) にも抗アルドステロン薬に一部期待がかかっています[3]．

　このようにアルドステロンは低血圧症を除けば，体に悪影響ばかりといえます．したがって，循環器診療では，このアルドステロンをどう抑えるかが鍵になってきます．治療面では，ACE 阻害薬や AT-II 受容体阻害薬投与でアルドステロンが増加していく「ブレイクスルー現象」[4] が認められており，20～40% の症例にも上るという報告もあります．そこで，このアルドステロンを直接抑える抗アルドステロン薬が重要となってきます．

　以前よりあるスピロノラクトン（アルダクトンＡ®）とカンレノ酸カリウム（ソルダクトン®）がよく知られていましたが，2007年11月より同様のステロイド骨格をもちながらもより選択的なアルドステロンブロッカー selective aldosterone blocker (SAB) であるエプレレノン（セララ®）が発売され，さらに2019年には非ステロイド系アルドステロンブロッカーであるエサキセレノンも発売しました[5]．

　本症例の予後を改善するものとして，レニン−アンジオテンシン系 renin-angiotensin system (RAS) のみでなく，RAAS全体を抑える「トリプルブロック」が今後期待されています．具体的には，例えば，β-遮断薬にACE阻害薬ないしARBを投与し，これにエプレレノンを加えるといったものです．なお，この際高カリウム血症に注意する必要があります．もっとも，高カリウム血症の存在はアルドステロンの働きを抑えている証左でありますので難しいところです．臨床現場では超選択的アルドステロンブロッカーの開発が期待されています．例えば，腎の遠位尿細管・集合管のMRより脳内のMRにより強く働くブロッカーがあれば高カリウム血症発症は少なく，CSASにも有効であろうと思われます．この臓器特異・選択性のあるMRブロッカーが存在すれば，オーダーメイド医療のツールになり得ます．これこそ「夢の薬」かもしれません．

　このように，アルドステロンの作用を抑えるという観点から新たな高血圧・心不全治療がすでにスタートしています．今後，われわれは「トリプルブロック」などの抗アルドステロン療法の効果を評価・確認していきたいと思います．

（滝口恵一）

文献
1)　高井真司：抗アルドステロン利尿薬による臓器保護作用．日本薬理学会誌．2003；118 (4)：356.
2)　関口守衛，小笠原定雅，天沼澄子：本態性高血圧症例における左右心室心内膜心筋生検所見の病理組織計測による研究．Therapeutic Research. 2002；23：131-136.
3)　西坂麻里：抗アルドステロン薬による睡眠時無呼吸の改善に期待．日経メディカル特別編集版．2013.
4)　片山茂弘，武田仁勇，大村昌夫：新しい展開を迎えたアルドステロンの臨床応用．治療学．2006；40 (8) :895-905.
5)　石光俊彦，米澤　泰，杉山史弘：高血圧治療薬．医薬ジャーナル．2016；52 (S-1)：432-439.

※本稿を書くにあたり協力くださったファイザー製薬山下大輔氏に感謝いたします．

レニン – アンジオテンシン – アルドステロン系だけではない
昇圧・臓器障害作用

　ミネラルコルチコイド受容体 mineralocorticoid receptor（MR）活性化作用に統合されるレニン - アンジオテンシン - アルドステロン系 renin-angiotensin-aldosterone system（RAAS）は極めて大事な機構で，アルドステロンはその最終産物ですが，MR のリガンドで最終的に MR に結合してそれを活性化し，数々の作用を示すと近年考えられています．さらに RAAS の最終産物アルドステロンによらない MR 活性の直接の亢進機序が明らかになっています．食塩過剰摂取，肥満，高血糖，多発性卵巣嚢腫症候群 polycystic ovaries syndrome（PCOS）などです．

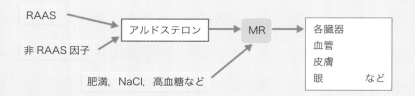

　MR の過剰な活性化は NaCl の再吸収を来し，血圧上昇を招くと同時に，心・血管，腎臓などの組織障害を招きます．そして近年，MR 活性の及ぼす影響は上述の実質臓器だけでなく皮膚や眼の網膜にもあるといわれています．

まずは ARB ないし ACE 阻害薬，次に選択的 MR ブロッカーを加える

　こうした高血圧の治療は，まず，ファーストラインにアンジオテンシンⅡ受容体拮抗薬 angiotensin Ⅱ receptor blocker（ARB）やアンジオテンシン変換酵素 angiotensin converting enzyme（ACE）阻害薬を使うことが推奨されます．これはまず誰もがもっている重要な昇圧機序を抑え，アンジオテンシンⅡの直接的心血管障害作用を抑えるためです．また，心保護が必要な場合，交感神経緊張を抑え，レニン分泌を抑える β - 遮断薬も必要であると思います．次に，RAAS ではアルドステロンブレイクスルーや非 RAAS アルドステロンを抑えるため抗アルドステロン薬や MR ブロッカーが，上述のようなアルドステロン MR 活性亢進が予想される場合は，直接的 MR ブロッカーが追加投与されます．非アルドステロンの場合は，MR ブロッカーが良いようですが，急な投与は腎機能を低下させるので注意が必要です．

・Ayuzawa N,Fujita T: Activation of mineralocorticoid receptor in salt-sensitive hypertension. Curr Hypertens Rep.2015;17 （6）:44.
・Nagase M,Fujita T: Mineralocorticoid receptor activation in obesty hypertention. Hypertention Research.2009;32:649-657.
・Jaisser F, Farman N: Emerging role of the mineralocorticoid receptor in pathology: toward new paradigm in clinical parmacology.Parmacology Rev.2016;68 （1）:49-75.

アルドステロンが増加せずに MR 活性が上昇する状態

①高血糖

② NaCl 過剰摂取

③肥満

④多発性卵巣嚢腫症候群 polycystic ovaries syndrome (PCOS)

⑤慢性腎臓病

などといった病態では高血圧，血管・臓器障害が起こり得ます．アンジオテンシンⅡ受容体拮抗薬 angiotensin Ⅱ receptor blocker (ARB) やアンジオテンシン変換酵素 angiotensin converting enzyme (ACE) 阻害薬，β-遮断薬を使用した上で，エプレレノンやエサキセレノンといった直接的ミネラルコルチコイド受容体 mineralocorticoid receptor (MR) ブロッカーを併用したほうがよいとされています．

　特に①，②では Rac1 という物質が関与すると考えられています．

MR 関連高血圧	血漿アルドステロンが高値	原発性アルドステロン症 アルドステロン関連高血圧 アルドステロンブレイクスルー現象 閉塞性睡眠時無呼吸症候群　　など
	血漿アルドステロンが正常範囲	塩分過剰摂取 肥満 糖尿病 慢性腎臓病

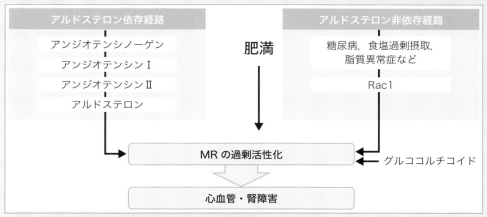

図　MR 過剰活性化の経路と Rac1*の作用機序

＊Rac1（Ras-related C3 botulium toxin substrate 1）：細胞増殖や細胞骨格の形成を担うタンパク質

（Nishiyama A：Pathophysiological mechanisms of mineralcorticoid receptor-dependent cardiovascular and chronic kidney disease. Hypertens Res. 2019. 42：293-300. より作成）

・柴田洋孝，伊藤　裕：ミネラルコルチコイド受容体活性化の分子機構の最新の知見．利尿薬のエビデンス．医学の歩み．2012；243（3）：219-224.

おさらい講義 3

房室ブロックのいろいろ

房室ブロックとは何か？

　房室 atrioventricular（AV）ブロックは心房から心室に至る興奮伝導が遅延ないし途絶した状態です[1].

　心臓には自動能があり，その司令部は洞結節にあります．洞結節から発生する電気的興奮はすべて心室に伝導されますが，その時，伝導の遅れや途絶が生じることがあります．これを房室ブロックといい1度〜3度に分類されます．

房室ブロックの典型的シェーマ

　房室ブロックの理解で大事なことは心電図を頭に思い描くことです．これが早道です．図1のA〜Fに関口が最もわかりやすいと思う笠貫医師の図を載せます（図1）[2]．以下に例を提示します．図1のどのタイプに当てはまるか考えてみましょう．

A　〔正常な心電図〕（正常洞調律）

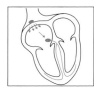

B　〔1度房室ブロック〕

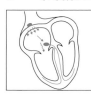

P波とQRS波の間が著明に延長する．

C　〔2度房室ブロック / ウェンケバッハ型〕

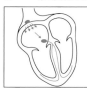
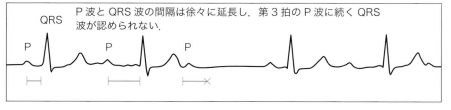

P波とQRS波の間隔は徐々に延長し，第3拍のP波に続くQRS波が認められない．

108

D　〔2度房室ブロック / モビッツ 2 型〕

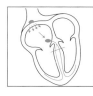
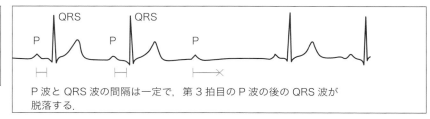

P 波と QRS 波の間隔は一定で，第 3 拍目の P 波の後の QRS 波が
脱落する．

E　〔3度房室ブロック〕

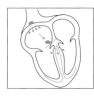
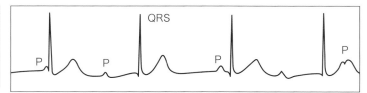

P 波と QRS 波はまったく別々に出
現している．上段は正常 QRS で
1 分 50 回（房室結節内ブロック），
下段は幅広い QRS で，1 分 40 回
以下（ヒス束下のブロック）．

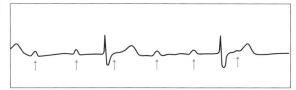

F　〔高度房室ブロックと心室静止〕

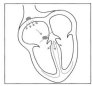
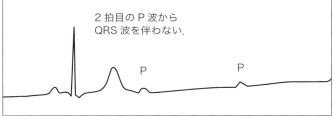

2 拍目の P 波から
QRS 波を伴わない．

P 波は規則正しいが，
2 個以上の P 波に連
続して QRS が伴わ
ない．

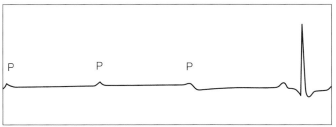

図1 房室ブロックの典型的な心電図と発生部位

不整脈の中で最も重要な房室ブロックの典型例と発生部位を A，B，C，D，E，F の 6 項目に分けて説明した．
（笠貫　宏：不整脈がよくわかる本（名医登場シリーズ）．小学館．1999．をもとに作成）

　　図 2 に示すのは，24 歳男性の検診例です．P 波と R 波の間隔が徐々に延長しているので図
1 の C の 2 度房室ブロック（ウェンケバッハ型）と診断しました．
　　図 3 は 41 歳男性，検診の心電図です．わかりやすいように V₁ の実際例を提示します．こ

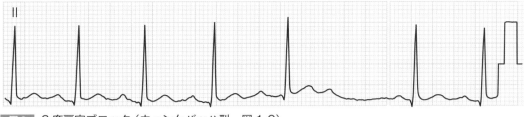

図2 2度房室ブロック（ウェンケバッハ型，図1-C）

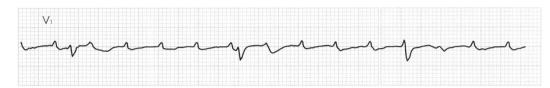

図3 3度房室ブロック（図1-E）

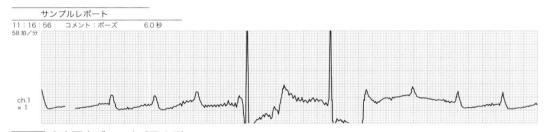

図4 高度房室ブロック（図1-F）

の心電図記録ではP波とQRS波とのつながりがないので自動診断では完全房室ブロックと診断されていました．図1のEに相当します．

図4は36歳，男性．これはホルター心電図の中のサンプルレポートで偶然発見された高度房室ブロックです．自覚症状としては「頭がフラフラする」，「失神しそうだ」と言っていました．すでにメラス mitochondrial myopathy, encephalopathy, latic acidosis, and stroke like episodes (MELAS) 症候群による心筋症と診断されており，図1の中のFに相当します．たった2拍の大きなQRSとP波の連結はないとみなされます．この記録が見つかったので植込み型ペースメーカを装着・管理し，心室停止による死亡を免れた貴重な一例の記録です．

ミトコンドリア脳筋症について

ミトコンドリアは生体内のエネルギー代謝に関与し，その内部のDNAや蛋白に異常があると臓器のエネルギー産生量が低下します．神経，骨格筋，心筋は侵されることが多い臓器です．これをミトコンドリア脳筋症と呼び，その中で心筋症を発症するものを「ミトコンドリア心筋症」と呼びます．ミトコンドリア脳筋症はこの心筋症を合併するか否かで予後が大きく影響されるといわれています [3]．

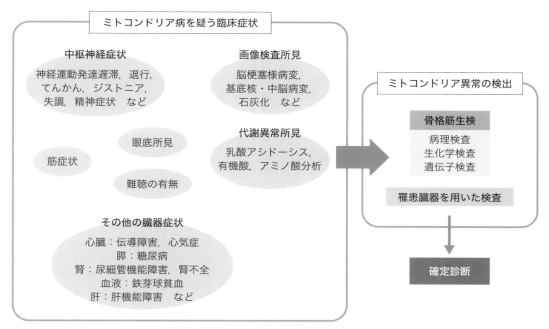

図5 図2　MELAS 症候群などのミトコンドリア病を疑う臨床症状

(後藤雄一：ミトコンドリア脳筋症：遺伝子型と表現型. Heart View. 2016；20（2）：42-47. より改変引用)

表1 MELAS の診断基準（厚生労働科学研究：古賀班 2005 年 3 月作成）

主な症状

ミトコンドリア病の一病型である．頭痛と嘔吐に加え，痙攣，片麻痺，同名半盲や，皮質盲などの脳卒中様発作を主訴とし，難聴，知的退行，精神病状などの中枢神経系症状がみられる．中枢神経系以外の症状として，筋力低下，低身長，心筋症などを起こす他，糖尿病，腎不全などを併発することもある慢性進行性の疾患である．遺伝性，家族性に現れるものがある．多くは 20 歳以前に発症する．

認定基準／確実例

下記の A. 卒中様の臨床所見の 2 項目を満たし，かつ B．ミトコンドリア異常の根拠の 2 項目を満たすもの（計 4 項目以上必要）

認定基準／疑い例

下記の A. 卒中様の臨床所見の 1 項目を満たし，かつ B．ミトコンドリア異常の根拠の 2 項目を満たすもの（計 3 項目以上必要）

A．卒中様の臨床所見

①頭痛／嘔吐，②痙攣，③片麻痺，④同名半盲または皮質盲，⑤脳画像上脳の急性局所異常所見

B．ミトコンドリア異常の根拠

1．血中または髄液の乳酸値が繰り返し高いか，またはミトコンドリア関連酵素の欠損

2．筋生検でミトコンドリアの形態異常

3．（MELAS 関連の）既知の遺伝子変異

(古賀靖敏ほか：小児期発症のミトコンドリア脳筋症に対する L・アルギニンおよびジクロロ酢酸療法の効果判定と分子病態を踏まえた新しい治療法開発に関する臨床研究．厚労科研究．平成 16 年度 総括・分担報告書. 2005. より改変・引用)

MELAS 症候群について

　ミトコンドリア脳筋症の中で比較的頻度が高く，循環器医として診察する機会が多いとされる MELAS 症候群について述べます．

　MELAS 症候群とは，ミトコンドリア脳筋症・乳酸アシドーシス・脳卒中発作症候群の略で，発症年齢は乳児〜80 歳と幅広いとされています．本疾患を疑う臨床症状（図 5）と診断基準（表 1）を掲げます．要は，①中枢神経症状，②骨格筋症状，③心症状，④血・髄液中の乳酸，ピルビン酸高値などから疑診をもち，組織診断に進むことです[4]．MELAS 症候群の 10〜20％に何らかの心筋障害を発症します[4]．

　心筋障害は臨床的に心筋症，うっ血性心不全，WPW 症候群，伝導障害などを示します．心筋症は肥大型心筋症の形態，拡張型心筋症の形態あるいは形態的変化がなく拡張能障害を示す場合など多様です[3]．

　心電図変化ですが，非特異的 ST-T 変化，脚ブロックや房室ブロックなどの伝導障害，WPW 症候群，期外収縮などを認め，心室性不整脈もしばしばみられるとされています．

文献
1）　森　博愛，丸山　徹：徹底解説！心電図〜基礎から臨床まで．医学出版社．2015.
2）　笠貫　宏：不整脈がよくわかる本（名医登場シリーズ）．小学館．1999.
3）　松崎益德：心筋症．新しい診断と治療の ABC．最新医学社．2008.
4）　後藤雄一：ミトコンドリア脳筋症：遺伝子型と表現型．Heart View. 2016；20（2）：42-47.

謝辞：本稿を書くにあたり，文献引用を快諾してくださった国立精神・神経医療研究センターメディカル・ゲノムセンター長の後藤雄一先生に深謝いたします．

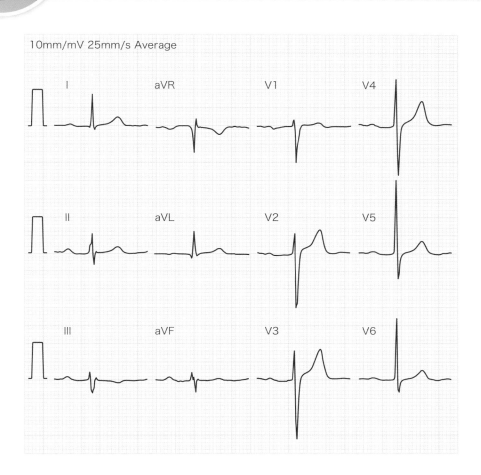

10mm/mV 25mm/s Average

I　aVR　V1　V4

II　aVL　V2　V5

III　aVF　V3　V6

心電図自動診断の結果

性別：男　　年齢：64 歳　　164.3 cm　64.4 kg　BMI 23.9

心拍数　　51 bpm　　　ミネソタ (01-21)

PR 間隔　　258 ms　　　6-2-1

QRS 幅　　98 ms　　　6-3

QT/QTc 間隔　　406/383 ms　　　9-4-2

P/QRS/T 軸　　65/ −13/17°

RV5/SV1 値　　2.020/0.995 mV

RV5 + SV1 値　　3.015 mV

1100　　洞調律

2233　　2 度房室ブロック（モービッツⅡ型）

9151　　＊＊　abnormal ECG　＊＊＊

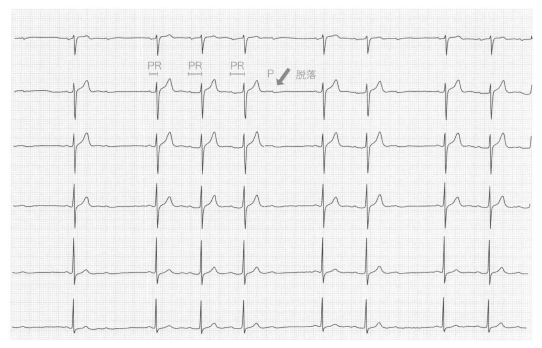

症例 30 の長時間記録心電図（胸部誘導約 10 秒）

▶ 患者概要

64 歳男性，身長 164.3 cm，体重 64.4 kg，BMI 23.9．自覚症状なし．家族歴・既往歴とも特記事項はありません．前年度の検診心電図で不整脈を指摘され，病院に定期通院中です．

▶ この症例の読み方

さて心電図をみてみましょう（図）．約 10 秒間の心電図記録では PQ（PR）間隔が徐々に延長し，4 拍目には QRS が脱落しています．5 拍目は PR 間隔が再び正常化します．そして，また，延長，脱落を繰り返します．診断は 2 度房室ブロックのウェンケバッハ Wenckebach 型です．迷走神経緊張によることが多く，検診例中 0.01％に存在し「要観察」とします[1]．

心電図自動診断の 2 度房室ブロックの読影精度はおおよそ 70 ～80％とされ，上室性不整脈はやや不得手とされています[2]．2 度房室ブロックと診断された中の内訳は不明ですが，**自動解析装置では 2 度ウェンケバッハ型を誤って「モービッツ Mobitz Ⅱ型」と診断される**こともあり注意を要します．これは自動診断の診断システムが，① P 波検出に弱いこと，② PP 間隔をみていないこと，③ RR 間隔測定に頼っていることがあげられます[3]．つまり，本書の内容が身に付いている読者の皆さんのように 1 つずつ PQ（PR）間隔をみていくことができないのです．

　実際の心電図をみて，PR 間隔を測っていき，徐々に延びていくことを確認することが重要です．

▶ 検診医の最終判定

　　要観察

本症例からの 学び

● 心電図の自動診断は上室性不整脈の読影精度がやや低いため，検診時に自動診断で 2 度房室ブロックを指摘された場合，実際の心電図で PR 間隔を確認する必要があります．

文献
1） 北島　敦，関口守衛ら：健診で発見された各種の房室ブロック 5 症例の図説．診断と治療．2004；92：177-183.
2） 山根禎一：自動解析心電図の上手な使い方．Electrocardiography AtoZ．心電図のリズムと波を見極める．磯部光章，奥村謙編．日本医師会雑誌．2015；144 特別号（2）：294-295.
3） 渡邉佳彦，岡本　登：最新版 12 誘導心電図解析プログラムの精度—本邦における代表的 2 社の解析精度比較—．日本不整脈心電学会．心電図．2006；26：697-709.

31 房室ブロック（その2）

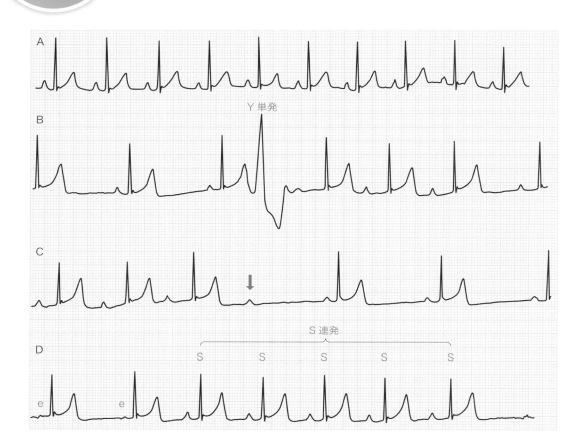

症例 31（16 歳男性）のホルター心電図

A：2001 年 8 月 21 日 15 時 42 分. 健診で指摘された 1 度房室ブロックは認められない.

B：22 日 0 時 53 分. 4 拍目の心室性期外収縮のあとの PR 時間は延長（0.36 秒）している.

C：22 日 04 時 25 分. このように早朝に出やすい（副交感神経優位）ウェンケバッハ型房室ブ
　　ロックがみられた. 矢印は blocked P.

D：22 日 08 時 15 分. 補充収縮（e）とやや速脈の上室性不整脈が短期出現している.

➤ 患者概要

　16歳男性，自覚症状なし．学校健診で1度房室ブロックを指摘され精査した症例です．運動歴・既往歴に問題はなく，リウマチ熱の既往もありませんでした．しかし，家族歴として母親と弟（2人兄弟）に上室性不整脈の既往があります．

➤ この症例の読み方

　運動負荷心電図で1度房室ブロックは消失し，迷走神経緊張を示唆しました．ホルター心電図では図のように明け方午前4時25分にウェンケバッハ型房室ブロックがみられました．このように副交感神経優位になる明け方に出やすい特徴があります．

　1度房室ブロックはPR間隔の延長のみで一般に予後良好とされ，健診中0.6%の頻度でみられます[1]．ただ，1度房室ブロックの中には心筋炎後遺症や心サルコイドーシスの初期症状も含まれているため，「要観察」とし注意を要します[2,3]．機能性の場合は運動負荷で心拍数増加とPR間隔正常化が認められます．

➤ 検診医の最終判定

　要観察．家族歴・既往歴に異常があれば必要に応じて要精査

本症例からの 学び

● 検診時，自動診断で1度房室ブロックを指摘された場合は，心筋炎後遺症や心サルコイドーシスの初期症状も含まれている可能性もあり，まったくの正常とはしません．これは人間ドック学会の基準でも同様です．

文献
1) 北島　敦，関口守衛ほか：健診で発見された各種の房室ブロック5症例の図説．診断と治療．2004；92：177-183.
2) 関口守衛，北島敦ほか：心臓の刺激伝導障害を図説によって知る．診断と治療．2005；93：165-171.
3) 森　博愛ほか：心電図とベクトル心電図．医学出版社，2002.

房室ブロックについて

1 度房室ブロックについて

　PR 時間が 0.21 秒以上に延長するものをいいます．リウマチ熱の心電図所見として有名ですが，検診では若年者，スポーツマンなどで房室結節内の刺激伝導の遅延がみられることがあります．これは迷走神経が緊張しているためで予後は良好とされています．

　しかし，軸偏位や脚ブロック合併例，目まいや前失神状態といった徐脈症状を認める場合はブロック部位がヒス束以下のこともあり要注意です．2 度以上の房室ブロックへの進展やペースメーカ植込み適応となる場合もあります [1]．また，既述のように心筋炎や心サルコイドーシス症の初期の所見であった場合もあります．

2 度房室ブロック

　PR 間隔が徐々に延長するウェンケバッハ型は副交感神経緊張によって若年者に生じやすく，明け方に生じやすい，日によっても出現したりしなかったりします．**明け方ブロック**とか**不定期ブロック**といわれるゆえんです．予後良好とされますが，「要経過観察」にしておいたほうがよいと思います [2]．

　モービッツⅡ型はヒス束以下の広範な刺激伝導系の器質的障害による場合が多く，高度房室ブロックに進展する可能性が高いので「要精検」とします [2]．

2：1 ブロック

　P 波は規則的に出現しますが，1 つおきに房室ブロックが出現するもの．これは「要精検」です．2：1 ブロックは急速に高度房室ブロックに進行する可能性があり要注意です．

高度房室ブロック

　2 個以上の P 波が連続して心室に伝達されない場合をいいます [3]．3：1 房室ブロックや 4：1 房室ブロックがあります．心室とつながった P-QRS が出ることもあります．いずれにしても連続した 2 個以上の P 波が QRS を伴っていないことが診断条件です．一過性のものでなければペースメーカ植込みの適応となるので「要精検」とします．

3 度房室ブロック

　房室伝導が完全にブロックされているため [4]，PP 間隔や RR 間隔は一定であるが PR 間隔は不規則です．一過性の原因で生じた完全房室ブロックではない場合，恒久的ペースメーカ植込みの適応となります．当然「要精検」ですが，一過性の場合も多くは一時的ペースメーカ留置も必要となるため急ぐ必要があります．検診では 7 万例中 1 例（0.000014％）で修正大血管転位 corrected transposition of the great arteries (C-TGA) と診断されました [1]．

表1 房室ブロックの分類と心電図所見，検診での頻度と扱い

分　類		心電図の特徴	検診での頻度	判定（扱い）	備　考
第1度房室ブロック		PR間隔が0.21秒以上に延長する	0.6％	要観察	3度は検診7万例に1例が修正大血管転位の47歳男性であった.
第2度房室ブロック	第Ⅰ型（Wenckebach型）	PR間隔が漸次延長し，ついには心室収縮が脱落するが，その後は再びPR間隔が短縮（正常化）し，以後，同様のリズムを繰り返す	0.01％		
	第Ⅱ型（Mobitz Ⅱ型）	PR間隔が延長することなく，突然，心室収縮脱落が起こる	0.06％		
高度房室ブロック		2拍以上連続してPP波の後にQRS波が脱落する	0.00001％	要精検	
第3度房室ブロック（完全房室ブロック）		心房と心室が相互にまったく無関係に独自のリズムで動く			

（北島　敦，関口守衛ほか：健診で発見された各種の房室ブロック5症例の図説．診断と治療．2004；92：177-183．森　博愛ほか：心電図とベクトル電図．医学出版社．2002．より改変）

房室ブロックと診断

以上，成書の表とわれわれの知見を合わせてまとめてみました（表1）．

文献
1）　北島　敦，関口守衛ほか：健診で発見された各種の房室ブロック5症例の図説．診断と治療．2004；92：177-183．
2）　関口守衛，北島敦ほか：心臓の刺激伝導障害を図説によって知る．診断と治療．2005；93：165-171．
3）　森　博愛ほか：徹底解説！心電図―基礎から臨床まで―．医学出版社，2015．
4）　森　博愛ほか：心電図とベクトル心電図．医学出版社，2002．

32 心房細動（AF）

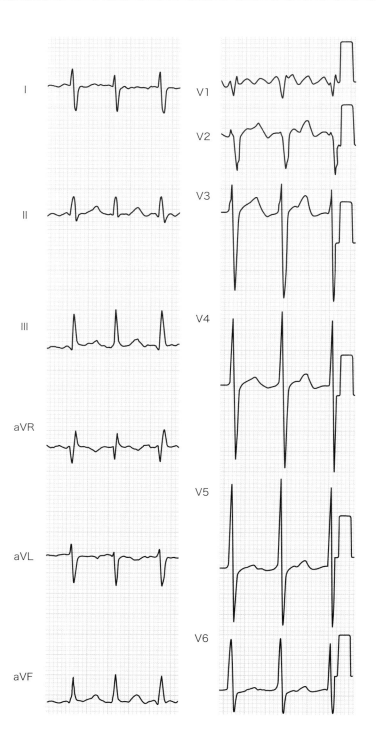

心電図自動診断の結果

性別：男　　年齢：49 歳　　　166 cm　72.3 kg　BMI 24　151/94 mmHg
心拍数　　　　　　112 bpm
PR 間隔　　　　　　＊＊＊＊ ms
QRS 幅　　　　　　106 ms
QT/QTc 間隔　　　336 / 402 ms
P/QRS/T 軸　　　　＊＊＊＊ / 108 / 82°
RV5/SV1 値　　　　2.140 / 0.440 mV
RV5 ＋ SV1 値　　　2.580 mV

1250　心房粗動
2440　不完全右脚ブロック
7100　右軸偏位
9141　＊＊ abnormal rythm ECG

➤ 患者概要

　49 歳男性，身長 166 cm，体重 72.3 kg，BMI 24，血圧 151/94 mmHg．無症状ですが，昨年の検診でも心房細動を指摘されています．

➤ この症例の読み方

　昨年も心房細動を指摘され「要精検」と判定されており，さらに**家族歴に若・中年で突然死した人がある**ので，この時点で**家族性心筋症**の可能性があります．

　家族歴の記入とチェックは検診ではとても大事です．心電図は P 波が不鮮明で，RR 間隔が不規則な絶対的不整脈です．V1 に f 波があり心房細動と診断されます．**自動診断ではときに心房粗動と打ち出されてくることもあり，注意を要します**．RR 間隔が不整なのは絶対的不整脈の心房細動のみです．

　今日，高齢化に伴い，循環器専門医以外の医師が心房細動患者を診療する機会が増えています．心電計が自動診断によって「心房細動」と診断するので外来などでは的確・迅速な対処が要求されます．

　心房細動には直接作用型経口抗凝固薬 Direct Oral Anti-Coagulant（DOAC）投与が必要な時代となっています．

　抗凝固薬と薬剤選択のフローチャートが日本循環器学会のガイドラインに示されています[1]．そこでは，塞栓の起こりやすさを表した CHADS2 スコア（チャッズスコア）が 1 点以上で **DOAC 投与を推奨**するなど基準が記されています[1]．しかしながら，一般医にとっては複雑で「難しい問題」でもあります．CHADS2 は改訂の話もあり，すでに古いと言われる人もいますが，心房細動や血栓の歴史を知る上で必要です．もはや医師国家試験にも出題されています．

CHADS₂ スコアと脳梗塞発生率

　一般に CHADS₂ スコアが大きくなるほど脳梗塞（脳塞栓症）の発症率は高くなり，抗凝固療法の必要性がわかります（表 1）.

　自動診断で心房細動が指摘された場合は「要精検」でよいのですが，本例の CHADS₂ スコアはどうでしょうか．高血圧があるので 1 点です．1 点では DOAC が推奨され（表 1, 図 1）[2]，さらに，例え CHADS₂ スコア 0 点でも心筋症，65 歳以上，血管疾患のある場合は DOAC 投与考慮可となっています（図 1）[3].

　したがって，本症例のような場合，永続性心房細動を念頭に置き，即効性のある DOAC を投与し，心エコーをはじめとする諸検査をしていくことが必要です．掘り下げ解説 14 もご参照ください.

➤ 検診医の最終判定

　要精検

表1 CHADS₂ スコアと脳梗塞発生率

CHADS₂ スコア

	危険因子		スコア
C	Congestive heart failure / LV dysfunction	心不全、左室機能不全	1
H	Hypertension	高血圧	1
A	Age ≦ 75y	75 歳以上	1
D	Diabetes mellitus	糖尿病	1
S₂	Stroke / TIA	脳梗塞、TIA の既往	2
	合計		0〜6

CHADS₂ スコア	0	1	2	3	4	5	6
脳梗塞発生率（年）	1.9%	2.8%	4.0%	5.9%	8.5%	12.5%	18.2%

（Gage BF et al: Validation of Clinical Classification Schemes for Predicting Stroke: Results From the National Registry of Atrial Fibrillation.JAMA.2001; 285（22），2864-70. より作成）

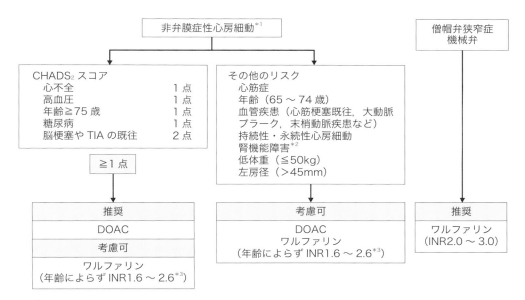

非弁膜症性心房細動[*1]

僧帽弁狭窄症
機械弁

CHADS₂ スコア
心不全　　　　　　　　1 点
高血圧　　　　　　　　1 点
年齢≧75 歳　　　　　 1 点
糖尿病　　　　　　　　1 点
脳梗塞や TIA の既往　 2 点

その他のリスク
心筋症
年齢（65 〜 74 歳）
血管疾患（心筋梗塞既往，大動脈
プラーク，末梢動脈疾患など）
持続性・永続性心房細動
腎機能障害[*2]
低体重（≦50kg）
左房径（>45mm）

≧1 点

推奨
DOAC
考慮可
ワルファリン（年齢によらず INR1.6 〜 2.6[*3]）

考慮可
DOAC ワルファリン（年齢によらず INR1.6 〜 2.6[*3]）

推奨
ワルファリン（INR2.0 〜 3.0）

[*1]：生体弁は非弁膜症性心房細動に含める
[*2]：腎機能に応じた抗凝固療法については，3.2.3 どの DOAC を用いるかの選択および表 36 を参照
[*3]：非弁膜症性心房細動に対するワルファリンの INR 1.6 〜 2.6 の管理目標については，なるべく 2
　　　に近づけるようにする．脳梗塞既往を有する二次予防の患者や高リスク（CHADS₂ スコア 3 点以
　　　上）の患者に対するワルファリン療法では，年齢 70 歳未満では INR 2.0 〜 3.0 を考慮

図1 心房細動における抗凝固療法の推奨
TIA：一過性脳虚血発作

（日本循環器学会／日本不整脈心電学会．2020 年改訂版 不整脈薬物治療ガイドライン．
http://www.j-circ.or.jp/cms/wp-content/uploads/2020/01/JCS2020_Ono.pdf（2021 年 8 月閲覧））

本症例からの 学び

● こうした健診例や外来例の扱いで注意すべき点があります．要精検とした場合，心エコー
などの精検までにいたずらに時間をかけるのはふさわしくありません．外来例などで無投
薬で長く検査待ちということもよく見受けられます．そうした場合，まず禁忌がなければ
DOAC を投与して専門外来受診というのが望ましいのですが，不可能な場合は一両日中に
循環器外来を受診させます．

文献
1）　日本循環器学会ほか：不整脈薬物治療ガイドライン（2020 年改訂版）．日本循環器学会，2020.
2）　鈴木信也，山下武志：心房細動の抗凝固療法：薬剤をどう選択するか．内科．2015；116：1000-1004.
3）　峰松一夫：激増する高齢者心房細動と脳塞栓症．Geriatric Medicine．2011；49：1245-1249.

心房細動と脳塞栓

　心房細動が怖いのは心原性脳塞栓症の合併で，一度発生すると１年後の死亡および要介護４度以上（重症）が過半数という「ノックアウト脳梗塞」を来し，極めて予後不良となることです[1]．したがって，DOAC による予防が必要となってきます．

抗凝固薬は DOAC の時代

　経口抗凝固薬には従来からあるワルファリンと DOAC があります．

　DOAC は direct oral anti-coagulant 直接作用型経口抗凝固薬の略ですが，トロンビン複合体や凝固第Ｘ因子に直接働くことにより，納豆をはじめとした食物や他の薬物の影響を受けないというワルファリンの弱点を克服した薬です．それに加えて，①即効性で，②排泄が早く，③出血性合併症が少ない，そして④プロトロンビン時間国際標準比 prothrombin time-international normalized ratio（PT-INR）頻回チェックが不要といったことから抗凝固療法の中心となったといえます．ガイドラインにおいて１点で DOAC が推奨されるのは，その出血の少なさからです．報告データの多寡から一部の DOAC が推奨，他が考慮可と分けられていますが，実際は４種とも同様の効果で，同様の扱いでよいと思います．おさらい講義４の表２に DOAC の概略を示します[4]．

経験医学

　以前，心臓外科の症例で鮮明に記憶に残っていることがあります．他科例ですが，中年女性のたまにしか起こらない発作性心房細動 paroxysmal atrial fibrillation（PAF）で脳塞栓からあっと言う間に脳浮腫，そして脳死から心停止に至った例をみたことがあります．主治医は覚えていないでしょうが，良い教訓例にすべきです．心房細動に対する抗凝固療法が標準化していない時代でしたが，抗血小板薬も投与されていませんでした．

　心外科のワルファリンによる脳出血の他，薬剤性心不全もみましたが，開心術を多くやっていても薬物に対しての理解が不十分であった医師も少なからずいたと記憶しています．今考えても PAF 症例の $CHADS_2$ は０点で CHA_2DS_2-VASc は女性のみの１点でした．例え $CHADS_2$ や CHA_2DS_2-VASc は低くても脳塞栓は起こり得ますし，いったん発生すれば，死か寝たきりとなる可能性が高いです．少しでも予防できればそうすべきであると思います．われわれが抗凝固療法を積極的に行うゆえんはここにあります．

文献
1)　峰松一夫：激増する高齢者心房細動と脳塞栓症．Geriatric Medicine．2011；49：1245-1249．

DOACの動向

はじめに

　直接作用型経口抗凝固薬 direct oral anti-coagulant（DOAC）（新規経口抗凝固薬 novel oral anti-coagulant NOAC とも呼ばれる）は日本においてはすでに 4 社から出そろい，心房細動 atrial fibrillation（AF）における抗凝固療法普及キャンペーンと相まって次第にそのシェアを拡大しつつあります．ダビガトランがワルファリンに取って替わる薬物と期待され発売されたのが 2011 年 3 月です．はや 10 年弱が経過し，他の DOAC もかなりの量が処方されています．

　当初からわれわれも DOAC に興味をもち，多くの臨床実践を積んできました[1]．個人ながら中小規模の病院以上の量を処方してきました．

　この辺で一区切りの意味で臨床実地の観点からまとめてみるのもよいと思われます．そこでどの薬のメーカー宣伝にも偏らない実際面 real world data（RWD）から，私見を含めて書いてみます．

DOAC の適応

　日本循環器学会のガイドラインでも示されていますが，CHADS$_2$ スコア 1 点以上から適応になります．基本的には 4 つの DOAC にあまり差異はなく，どれも同率でよいと思います．ここを最低限の使い始めのラインとしてよいと思います．また，それ以下の CHADS$_2$ スコア 0 点でも場合により適応となり得ます．なぜかというと CHADS$_2$ スコア 0 点には CHA$_2$DS$_2$-VASc スコア 0〜3 点が含まれ，同 3 点では年間 6 % もの脳塞栓発症があるからです．数々の論文の中で最もわかりやすい長尾論文の表をあげます（表 1）[2]．CHADS$_2$ は古めかしいという意見もありますが，投与法の変遷を知る上でどうしても必要です．

　脳外科からみた心原性脳塞栓発症の 30 % 強は CHADS$_2$ スコア 0〜1 点の low score ですし，8 % は CHADS$_2$ スコア 0 点です．①心筋症，②女性，③ 65 歳以上では CHADS$_2$ スコア 0 点の発作性心房細動 paroxysmal atrial fibrillation（PAF）でも投与を検討します（表 1）．

　掘り下げ解説 14 で紹介した症例のように，発作性心房細動でも 1 回起こせば死かベッド上介護必至というノックアウト型脳梗塞のため[3]，CHA$_2$DS$_2$-VASc スコア 0 点でも，可能ならぜひ投与したい抗凝固薬が DOAC です．

　このように CHADS$_2$ スコア 1 点で DOAC 投与，0 点でも女性，心筋症，65 歳以上は，現時点では投与を検討します．決して overuse にはならないと思います．上記の例のように underuse のほうが致命的です．

　CHA$_2$DS$_2$-VASc スコアは 1 点以上で DOAC 投与をします．さらにわれわれは，CHA$_2$DS$_2$-VASc スコア 0 点でも心筋症のある場合や左房拡大例，NT-proBNP 上昇などのうっ血を疑う例，D- ダイマー上昇などの凝固能亢進を疑う例には投与を検討しています．これはおさらい

表1 心房細動の脳卒中リスクスコア

CHADS₂		CHA₂DS₂-VASc	
C：心不全	1 点	C：心不全	1 点
H：高血圧	1 点	H：高血圧	1 点
A：年齢　75 歳以上	1 点	A：年齢　75 歳以上	2 点
D：糖尿病	1 点	D：糖尿病	1 点
S：脳梗塞既往	2 点	S：脳梗塞既往	2 点
		V：他の血管病変	1 点
		A：年齢　65〜74 歳	1 点
		Sc：女性 (65 歳以上または他のリスクあり)	1 点
合計点	**脳卒中年率**	**合計点**	**脳卒中年率**
0 点	1.7 %	0 点	0.8 %
1 点	4.7 %	1 点	2.0 %
2 点	7.3 %	2 点	3.7 %
3 点	15.5 %	3 点	5.9 %
4 点	21.5 %	4 点	9.3 %
5 点	19.7 %	5 点	15.3 %
6 点	22.4 %	6 点	19.7 %

(ESC Guideline. Eur Heart J. 2012:32:1172/Alberts M:Lancet Neurology. 2012;11:1066. より作成)

講義 5 で詳解します.

DOAC の分類と使い分け (表 2, 図 l)

　いよいよ本題に移ります. 表 2 に示すように現在 4 種の DOAC が発売されており, ある程度の差異もあります. 以前は, ①値段, ②モニタリング不能, ③中和薬のないことが DOAC の 3 悪といわれていましたが, 中和薬 (現在治験中) が開発され, モニタリングもダビガトランで可能となり (もともと, モニタリングする薬ではありません. 最初の 2 週目と出血の危惧のある過量投与を疑ったときに行います), 欠点はもう値段だけかもしれません.

　フローチャートをまとめてみました (図 1). ある程度の参考のためのチャートで私見です. しかし, 治療ツールの一助になると思います. まず, 高度腎障害がないことを確認して DOAC 投与検討のスタートをします. 1 番目のチェックポイントは「高度腎障害」の有無だと思います.

　多くの論文と異なり, われわれが優先しているのはその剤型です. これは大きさ, 厚さ, 飲

■表2 各 DOAC の減量基準と用量，出血を疑った際のモニター

	ダビガトラン	リバーロキサバン	アピキサバン	エドキサバン
市販名	プラザキサ	イグザレルト	エリキュース	リクシアナ
通常用量	150 mg × 2 回 / 日	15 mg × 1 回 / 日	5 mg × 2 回 / 日	60 mg × 1 回 / 日
低用量	110 mg × 2 回 / 日	10 mg × 1 回 / 日	2.5 mg × 2 回 / 日	30 mg × 1 回 / 日
腎排泄率	85 %	66 %（未変化体 36 %，不活化代謝物 30 %）	27 %	50 %
減量基準	腎，P*，年齢（70 歳以上），消化管出血歴，1 つ以上 CCr 50 mL/ 分以下	腎 CCr 50 mL/ 分以下	腎 Cv 1.5 mL/ 分以上，年齢 80 歳以上，体重 60 g 以下，2 つ以上	腎 CCr 50 mL/ 分以下 P*，体重 60 kg 以下，1 つ以上
相関	APTT 80 秒以上（施設基準の 2 倍以上）で中止	試薬により PT-INR 延長時は減量を考慮	なし PT-INR 延長時は減量を考慮	試薬により PT-INR 延長時は減量を考慮
私見	APTT 70 秒以上で減量 目標 APTT 1.1～1.7 倍（29～68 秒）	PT 30 秒以上で減量 目標 INR 1.1～2.2	臨床症状に注意 Hb の定期チェック	PT30 秒以上で減量
併用禁忌	アゾール系抗真菌薬（イトラコナゾール）	アゾール系抗真菌薬，HIV プロテアーゼ阻害薬		
中和薬	あり イダルシズマブ（プリスバインド）	あり*2 アンデキサント α		
剤型	大 × カプセル製剤	剤製小さく ◎ 細粒もあり ◎	大 △ 2.5 mg は小 ○	大 △ OD 剤 ◎ 15 mg は小 ○
利点	APTT モニター可	剤製，1 日 1 回	比較的出血少ない	OD 剤型 1 日 1 回

＊ P糖蛋白阻害薬および CYP3A4 阻害薬（アゾール系抗真菌薬，マクロライド，HIV プロテアーゼ阻害薬，サイクロスポリン，キニジン，ベラパミル，ジルチアゼム，アミオダロンなど）
＊2 治験中

みやすさ，一包化可能かも含みます（図 2）．

　心房細動は高齢になるほど多く，現在は胃瘻で薬物管理が整っている施設も多くあります．教科書的には経管栄養では投与しないなどと書かれていますが，RWD の実臨床ではリバーロキサバン一般販売開始の 2012 年 5 月より，すでに老人ホーム，胃瘻患者には粉砕して投与しています．

　今は認知症の患者にも投与が必要な場合があると，実際に老人ホームで診療をしていて思います．脳塞栓症発症時のダメージ・損傷が強すぎるからです．その際，上述のように 2 番目に問題になってくるのが「剤型」です（図 2）．

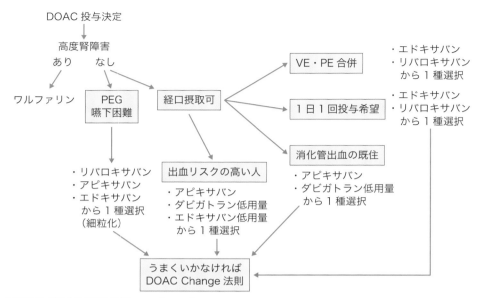

図1 DOAC 選択のフローチャート

〔Shields AM&Lip GYH:Choosing the right drug to fit the patient when selecting oral anticoagulation for stroke prerention in atrial fibrillation. Jint Med. 2015;278:1-18. をもとに改変作成〕

ダビガトランは粉末にできず，カプセルを出して他薬との一包化もできないので，こうした例には不可です．また，カプセルのままでは剤型が大きいので高齢者には厳しいです．剤型の点で圧倒的に有利なのは小粒の上，細粒もあるリバーロキサバンです．ただ，その投与量は慎重に検討する必要があります．超高齢者に苦心の末，薬剤師と協力して規格にはないリバーロキサバン 7.5 mg／日（オフラベル）を投与している先生もおられます．エドキサバンも口内溶解 oral disintegration（OD）錠が出ました．これは喉が乾燥してむせやすい高齢者には好都合です．アピキサバン 2.5 mg 錠も小製で服用しやすいと思います．

Shields & Lip の選択基準[4]を改変して表にしたのが図1です．しかし，これはあくまでも目安です．出血リスクの大きいと思われる人にはアピキサバン，ダビガトラン低用量，エドキサバン，消化管出血の既往にはアピキサバン，ダビガトラン低用量が推奨されています．しかし，薬剤の特性上，すべての薬剤でときに出血を起こすことがあります．例外もあることを頭に入れておかなくてはなりません．事例でも述べますが，投与 2 週目以内は注意が必要で，血算，ヘモグロビンの血液検査と投与前後の比較が重要です．また，臨床的には検脈，眼瞼結膜，消化器症状のチェックは投与数日後，2 週後，1ヵ月後に来院させて行うことが必要だと思います．

DOAC の使い分けと指標 (表 2，図 I)

ダビガトランは凝固系検査活性化部分トロンボプラスチン時間 activated partial thromboplastin time（APTT）のデータが血中濃度と相関するといわれていますので，効果の確認，過量の判定になります．私見ですが，リバーロキサバンも過量の場合，プロトロンビン時間国際標準比 prothrombin time-international normalized time（PT-INR）にある程度

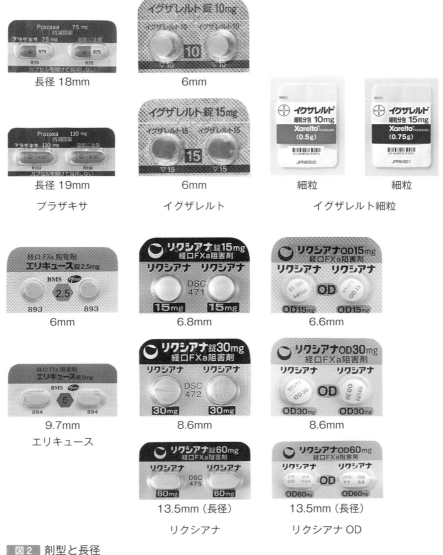

長径 18mm

6mm

長径 19mm

6mm

細粒

細粒

プラザキサ

イグザレルト

イグザレルト細粒

6mm

6.8mm

6.6mm

9.7mm

8.6mm

8.6mm

13.5mm（長径）

13.5mm（長径）

エリキュース

リクシアナ

リクシアナ OD

図2 剤型と長径

反映されると思います[5, 6].

　ただ，DOAC 自体はこうした頻回の採血，凝固能モニターをしながら使用すべきものではありません．モニターを省略するために開発された経緯もあるほどです．やるべきは，①最初の2週と，②過量や出血の危惧がある場合です．大まかな使い分けを図1にまとめてみました．

DOAC change の法則

　PPI の効果と同じように，DOAC にも個人差があるように思います．ダビガトラン→トロンビン直接阻害，他の DOAC →第 X 因子直接阻害というメカニズムを考えると，この2群では出血や効果に値人差があるのは当然と思われますが，アピキサバン，リバーロキサバン，

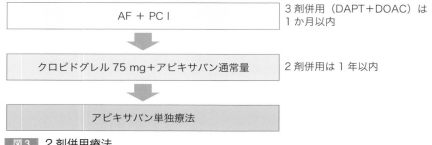

AF ＋ PCI	3 剤併用（DAPT＋DOAC）は1か月以内
クロピドグレル 75 mg＋アピキサバン通常量	2 剤併用は 1 年以内
アピキサバン単独療法	

図3 2 剤併用療法

エドキサバンという 3 つの同じ X 因子阻害薬でも個人差があります．これはおのおの，代謝経路が多少異なり，また，用量設定が異なるためであろうと考えます．用量設定が異なると同じ機序でも作用の強弱は当然生まれます．欧米のデータと日本人（東洋人）のデータが異なるのもこれが一部関わっていると思います．私見ですが，リバーロキサバンの用量設定は日本人高齢者にはやや overdose の気もします．したがって，ある DOAC 低用量で出血の危惧があり中止しても，他の DOAC 低用量で管理できる可能性もあります．これを，われわれは DOAC change と呼んでいます．どうしても出血性合併症が起こる場合には，効果はやや劣りますがエドキサバン低用量（30 mg）が推奨されます．

注意すべきは大腸出血

当初，ダビガトランで一番危惧されていた消化管出血も，減量基準の徹底の後，アジア人の大規模スタディで否定され[7]，プロトンポンプ阻害薬 proton pump inhibitor (PPI) が DOAC 投与例のほとんどに投与される特代，発見が遅くなり注意しなくてはならないのは大腸出血です[8]．これは PPI で守り切れない出血です．

これは病理学的に憩室壁の外膜の伸展された微細な血管からの出血と思われます．われわれも経験しています（症例参照）．女性に多いので注意しなくてはなりません．抗血小板薬（例えばクロピドグレル）服用中の腸管出血はよく知られていますが，内科医は出血を薬動態学から考えることができます．出血や手術も含めて終わらせて元の状態に戻し，慢性期管理をしなくてはなりません．

半減期の短い DOAC 各製剤は発見さえ遅れなければ早く効果が終わり，中和薬（ダビガトランに対するイダルシズマブ）があれば即止血可能でワルファリンより局所出血は少なくて済みます．

ステントは 2 剤併用が主流に，3 剤併用は短期間，低用量に留める

近年増えている心房細動でのステント留置では，抗血小板薬 2 剤併用 dual antiplatelet therapy (DAPT) ＋ DOAC 低用量の 3 剤は出血の危惧があり，2 剤併用が主流になりつつあります[9, 10]．3 剤併用をする場合も入院中〜1ヵ月以内とし，6ヵ月〜1 年間は 2 剤併用，その後は DOAC 単独が推奨される傾向にあります．

【例】ステント後最初の 1 年間は抗血小板薬クロピドグレル＋アピキサバン 5 mg 2 回の通常量，その後はアピキサバン単独療法．

　日本人の場合は，場合によっては PPI に加えてレバミピドなどの粘膜保護薬を併用して腸管出血を予防したほうがよいと思います（図 3）

静脈血栓症，肺塞栓症合併の場合はエドキサバン

　心房細動に静脈血栓症や肺塞栓症を合併した際，エドキサバンが便利です．なぜならば，減量基準が心房細動と静脈血栓症／肺塞栓症とが同じであるのに対し，他の DOAC は用量設定や減量基準が異なり複雑であるからです．

　もちろん，肺塞栓症の関業医による管理は，simp1ified pulmonary embolism severity index（PESI）スコアの低い軽症で，病院を退院の後，病診連携の下に限定的に行うものです．その際は減量基準に従って使用します．

　エドキサバンの減量基準はクレアチニン 50 以下，体重 60 kg 以下，P 糖蛋白阻害作用薬物（ベラパミル，クラリスロマイシンなど）併用のうちの 1 項目です．

　また，前述しましたが，エドキサバン低用量（30 mg）は抗凝固効果ではやや劣るものの，出血は少ないデータがあります[11]．抗凝固作用の弱さは臨床治験が 15 mg（心房細動の適応量ではありませんが）の臨床成績を含み，この影響を受けた可能性もあり[12]，一概に悪いとは言い切れません．出血が危惧され，他の DOAC ではうまくいかない場合は試みる価値があります．

　リバーロキサバンも容量設定が一定（第 22 日目より 15 mg）のため，わかりやすくお勧めです．

Real world data

　いろいろと語られている RWD ですが，もっと実践的に，実際にあった（遭った）症例を紹介します．まさに very RWD（VRWD）ともいうべきものです．

①憩室出血の女性：PCI 施行後の PAF．CHA$_2$DS$_2$-VASc 4 点，HAS-BLED 3 点，DAPT 施行中に DOAC 追加，しかし，3 剤併用に至る前に，DAPT + test dose としてダビガトラン 110 mg／日，1 日 1 カプセルで投与．1 週間後に倦怠感，易疲労性出現．ヘモグロビン 11.5 が 6 まで低下．上部内視鏡は正常でダビガトラン中止，レバミピド，鉄剤投与にて回復．後に大腸憩室症が判明．憩室からの出血と思われた．以後，DAPT のみ 2 年継続．現在，クロピドグレル 1 剤＋エドキサバン 30 mg／日で出血なく PAF もなし．

②77 歳男性，繰り返す皮下大出血．CHA$_2$DS$_2$-VASc 5 点，HAS-BLED 4 点，リバーロキサバン 10 mg で皮下出血．ヘモグロビンが前値に比し 2 g／dL 以上低下し，中止．アピキサバン 2.5 mg 2 回の低用量にしても同様に出血．エドキサバン 30 mg にてようやくコントロール可となり，無事，胆石胆嚢炎手術終了．それでもときに小皮下出血（図 4 写真）があり注意を要する例．

DOAC を抗凝固療法の中心に

　以上のような難点，問題もある DOAC ですが，うまく積極的に使って塞栓性脳梗塞を予防し，抗凝固療法の中心に据えたい薬です．

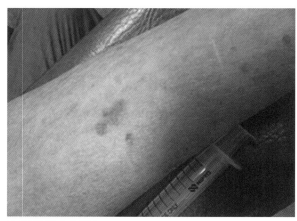
図4 腕の小出血

文献
1. 三原純司：新しい抗凝固薬ダビガトラン〜臨床実地における躊躇と期待．月刊保団連．2011（12）；1079：49-52.
2. 長尾毅彦：心原性脳塞栓症．神経・精神疾患診療マニュアル．日本医師会編．P.146，南山堂，2013.
3. 峰松一夫：激増する高齢者心房細動と脳塞栓症．Geriatric Medicine．2011；49：1245-1249.
4. Shields AM & Lip GYH: Choosing the right drug to fit the patient when selecting oral anticoagulation for stroke prevention in atrial fibrillation. J Int Med.2015;278:1-18.
5. Nakano Y, et al: Clinical usefulness of measuring prothrombin time and soluble fibrin levels in Japanese patients with atrial fibrillation receiving rivaroxaban. J Cardiol.2015;65: 185-190.
6. Tajiri K, et al: Impact of rivaroxaban compared with warfarin on the coagulation status in Japanese patient with non-valvular atrial fibrillation: A preliminary analysis of the prothrombin fragment 1+2 levels. J Cardiol.2015; 65: 797-796.
7. Chan YH, et al: Cardiovascular, bleeding, and mortality risk of dabigatran in asians with nonvalvular atrial fibrillation. stroke. 2016; 47:441-449.
8. 山下武志，岡本　真：抗血栓療法のための・消化管出血の知識．メディカルサイエンス社，2014.
9. 日本循環器学会ほか：安定冠動脈疾患の血行再建ガイドライン（2018年改訂版）.
www.j-circ.or.jp/guideline/pdf/JCS2018_nakamura_yaku.pdf
10. Lopes RD, et al: Antithrombotic therapy after acute coronary syndrome or PCI in atrial fibrillation.N Engl J Med.2019;380:1509-1524.
11. 池田隆徳：心房細動の抗凝固療法．南江堂，2015.
12. Ruff CT, et al: Association between edoxaban dose, concentration, anti-Facor Xa activity, and outcomes: analysis of data from the randomized, double-blind ENGAGE AF-TIMI 48 trial.Lancet.2015;385:2288-2295.

DOACの使い分けと扱い
─スコアからの選択と目的別選択─

はじめに

　おさらい講義 4 では，各直接作用型経口抗凝固薬 direct oral anti-coagulant（DOAC）の使い分けのための分類と使用開始の際のフローチャートを書きました．今後，情報蓄積によりさらに変わっていくかもしれません．ここでは現時点でのスコアからみる使い分けと目的別使い分けについてまとめ，避けるものを明確にしました．少しでも実地臨床医（開業医）のお役に立てていただければ幸いです．

血栓（塞栓）リスクと出血リスク（臨床状況）による使い分け

　CHADS$_2$ スコア，CHA$_2$DS$_2$-VASc スコアは広く使われている血栓性（塞栓症惹起性）の危険因子であり（おさらい講義 4 参照）[1]，HAS-BLED スコアは出血性危険因子です（表 1）[2]．
　また，日本循環器学会は NOAC（主としてダビガトラン）市販後調査も踏まえて，① 75 歳以上，②体重 50 kg 以下，③腎機能障害 Ccr 50 mL/ 分以下，④抗血小板薬併用の 4 項目を大出血の危険因子としています[3]．
　血液学の点からの Schaefer らの文献を日本人に即して改変したのが表 2 です．易塞栓性の高リスクは CHA$_2$DS$_2$-VASc スコア何点以上かは明確ではありませんが，年間脳塞栓発症率が 5 ％を上回る CHADS$_2$ スコア 2 点，CHA$_2$DS$_2$-VASc スコア 3 点以上とし，HAS-BLED は既述されている 3 点以上を高出血性としました．強引に点数を当てはめたため重複はありますが，迷ったときは機械的に当てはめることが可能です．日本人にはどうかと思える選択は外してあります．参考にしていただきたいです．そして表の一番右に避けるべき DOAC を記しました．
　また，日本循環器学会の注意勧告から最初に出血を起こしやすいかを勘案して避けるべき薬

表1 HAS-BLED 出血リスクスコア
欧州の心房細動患者 3,978 例（Euro Heart Survey）の検討により得られた抗凝固薬投与時の出血リスクスコア．3 点以上を高リスクとする．最大 9 点．

要　因	点　数
Hypertension　高血圧	1
Abnormal renal/liver function　腎・肝機能異常（各 1 点）	1 または 2
Stroke　脳卒中	1
Bleeding　出血	1
Labile INRs　国際標準比（INR）不安定	1
Elderly　高齢（65 歳超）	1
Drug/alcohol　薬物またはアルコール（各 1 点）	1 または 2

（Pisters R et al: A Novel User-Friendly Score（HAS-BLED）to Assess 1-year Risk of Major Bleeding in Patients With Atrial Fibrillation: The Euro Heart Survey . Chest.138（5），1093-100.）

- ・75 歳以上
- ・Ccr 50 mL/ 分以下
- ・体重 50 kg 以下
- ・抗血小板薬併用

↓

- ・消化管出血の既往
- ・逆流性食道炎
- ・胃潰瘍
- ・大腸憩室　など

↓

- ×避けるもの
- ・リバーロキサバン
- ・ダビガトラン 150 mg
- ・エドキサバン 60 mg

↓

スコア計算

図1 日本循環器学会の注意事項に準じた最初のふるい分け
（循環器病の診断と治療に関するガイドライン：心房細動治療（薬物）
ガイドライン（2013 改訂版）．日本循環器学会，2013．を参考に作成）

表2 臨床状態に合わせた DOAC の使い分け

臨床状態	第一選択	第二選択	避けるもの
高血栓（塞栓） 低出血 C　2 以上 C-V　3 以上 H-B　0～1	ダビガトラン 150 g	アピキサバン 5 mg エドキサバン 60 mg リバーロキサバン， ダビガトラン 110 mg	×　アピキサバン 2.5 mg
低血栓 高出血 C　0 C-V　0～1 H-B　3 以上	エドキサバン 30 mg アピキサバン	ダビガトラン 110 mg	×　ダビガトラン 150 mg ×　リバーロキサバン
中等度血栓 中等度出血 C　1 C-V 2 H-B　3 以上	アピキサバン エドキサバン 60 mg ダビガトラン 110 mg	リバーロキサバン ダビガトラン 150 mg	×　エドキサバン 30 mg
コンプライアンス 1 日 1 回	リバーロキサバン エドキサバン 60 mg	エドキサバン 30mg	×　ダビガトラン ×　アピキサバン
中等度腎障害	アピキサバン	リバーロキサバン ダビガトラン 10 gm エドキサバン	×　ダビガトラン 150 mg

各用量は 1 回量，ダビガトランはこの倍が 1 日用量．エドキサバン，リバーロキサバンは 1 回量が 1 日量．量が無記入のも
のは各薬剤の減量基準に合わせて決定．
C：CHADS$_2$ スコア，C-V：CHA$_2$DS$_2$-VASc スコア，H-B：HAS-BLED スコア
（Shaefer JK, et al:How to choose appropriate direct oral anticoagulant for patient with nonvalvular atrial fibrillation. Ann Hematol.
2016;95:437-449．より日本人に合わせ改変）

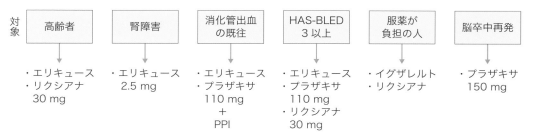

図2 各対象（特徴）別の DOAC 使い分け（例）

剤を除き，スコア計算に至ることも実用的です（図 1）[3]．

　高出血性の場合，消化管疾患に留意し，詳細な問診を取って出血の可能性のある場合，ダビガトラン 150 mg，リバーロキサバン，エドキサバン 60 mg は避けます（図 1）[3, 4]．

　ただし，これは規定量を使用する場合で，薬局との共同作業でオーダーメイド投与量（個人で規定量より減量）を出す場合は，おさらい講義 4 でも述べたようにリバーロキサバンは使用できます．その際も効果判定の評価がときに必要です．

使用対象による使い分け

　これもほぼオーバーラップしますが，2015 年の Shields らの使用対象による使い分けの図[5]を必要な部分のみに改変したのが図 2 です．自分なりに日本人向きにしてみました．比較的すっきりとわかりやすいと思います．

値段の点で有利なのはアピキサバン 2.5 mg

　2019 年 4 月の時点での最新の薬価を表したのが表 3 です．1 日服用量の価格ではアピキサバン（エリキュース®）が有利です．それでも 2,365 円かかります．

それでも DOAC は安い？　合併症全体からみた費用対効果（cost-effectiveness）

　薬価が高い DOAC ですが，プラザキサからみた医療経済効果の研究があり，医療経済学の点からは有利との説もあります．それによると心房細動合併症関連費用は年間 100〜300 億円以上になるとの試算です[6]．脳塞栓予防による医療費節約効果です．他の DOAC でも同様の効果が期待できます．

低用量でも有益性が出されつつある

　DOAC は低用量の有益性に関するデータがないと批判されてきましたが，そろいつつあります．ダビガトランでは低用量の使用でも有益（ワルファリンに比して副作用は少なく，効果は同等かそれ以上）であることが，アジア（台湾）の大規模調査から裏付けられました[7]．これは低用量使用が約 9 割（88%）のため低用量のテストともいえます．

　他の DOAC でも低用量の有用性が次々と報告されています[8, 9]．日本では低用量製剤があるためオフラベルとはいえないと思いますが，アピキサバンに限ってはメーカーの規定量通り投与するほうがよいとの意見もあります[9]．避けるべきは DOAC の明らかな過量投与で，各

表3 DOAC の薬価比較 (2019 年 4 月現在)

商品名	単価	1 日薬価	28 日分 3 割負担
ワーファリン錠　1 mg	9.6	28.8	242
プラザキサカプセル　110 mg	239.3	478.6	4,020
プラザキサカプセル　75 mg	136.4	545.6	4,583
イグザレルト錠　15 mg	524.3	524.3	4,404
イグザレルト錠　10 mg	368.5	368.5	3,095
イグザレルト顆粒　15 mg	573.7	573.7	4,819
イグザレルト顆粒　10 mg	400.9	400.9	3,368
エリキュース錠　5 mg	257.2	514.4	4,321
エリキュース錠　2.5 mg	140.8	281.6	2,365
リクシアナ　60 mg・OD60 mg	545.6	545.6	4,583
リクシアナ　30 mg・OD30 mg	538.4	538.4	4,523
リクシアナ　15 mg・OD15 mg	294.2	294.2	2,471

※ワーファリンの1日量は1 mg を3錠，DOAC の1日量はその規格を用いる通常用量とした（2019 年 4 月，滝口作成.）

メーカーの減量基準，当該患者の状況に合わせて減量していけばよいと思われます．

左房内血栓の第一選択

　左房内血栓は抗凝固療法が第一選択で不応の場合は手術適応も考えないといけません．血栓が存在することによって脳塞栓をはじめ動脈系塞栓症の危険性が高いからです．特にエコー上2 cm 以上の巨大血栓は危険です．今までワルファリンの血栓溶解率はおおむね40 ％とされています．DOAC にて血栓の前段階であるもやもやエコーの消失[10]，完全消失例[11〜13]など多数報告されています．さらに興味深いのはヘパリンリードなしの低用量で完全溶解例[14]の報告もある点です．

　こうした結果から推論すると，DOAC は血栓に対し即効性で新たな血栓や拡大を防ぐ作用と同時に陳旧性の血栓を自然に縮小させる効果があると考えられます．したがって，今では左房内血栓の第一選択と考えてよいと思います．塞栓や剥離を来す線溶薬（t-PA など）は禁忌と考えます．

手術時期を逃さないことは最重要

　大きな浮遊血栓は絶対的手術適応です．また，病態を考えても大きいから（径 3cm 以上）移動せず左房内に遊離・浮遊しているわけです．左房内血栓でも内腔に突出するもの，可動性のあるものは塞栓率が高く，昔から手術適応です．機を逃さずに早い担送が必要です．浮遊し

ている血栓などは危険極まりないものです．直ちに緊急に手術のできる場所に送らないといけません．

　この場合，大事なことはただ心臓外科があるというだけでなく，緊急手術ができる心臓外科が適切という意味です．特に浮遊（ボール状）血栓は左房内ですが最も可動しており，全身塞栓や僧房弁口閉塞のリスク大です．

　浮遊血栓に手術をせずに血栓溶解療法を行って脳塞栓症を起こした例をみたことがあります．左房内血栓が疑われる場合ですら慎重投与ですので[15]，明らかな塞栓性血栓因子があり，まさに動き回っている状態では昔から保存的治療は常識的に禁忌です．PS が悪く（寝たきりとか）内科的に手術ができないのならわかりますが，歩ける患者で自分たちが緊急手術できないのなら他の施設へ送るべきです．

　また，抗凝固療法のみで経過をみた報告もあるようですが，誇れるものではありません．たまたま，脳塞栓症を起こさないで済んだだけですので，生か死か厳しい予後を説明し緊急手術するのが一般的です．他に治療法がなければ別ですが，手術的除去というゴールドスタンダードがある以上，線溶療法や抗凝固療法のみでいたずらに時間を使うのは愚行です．塞栓のリスクが高い場合，早期に外科治療を選択する必要があります[16]．右肋間開胸で右乳房下縁の皮膚切開で迅速に摘出できる方法もあります[17]．この場合，胸骨正中切開より社会復帰が早いです[17]．

低スコアでも高い脳塞栓症　─可能であれば心房細動には DOAC 投与を

　杏林大学脳卒中センターに担送された非弁膜症性心房細動の 30 ％は CHADS$_2$ スコア 0～1 点であったと報告されています[18]．つまり，脳卒中（脳塞栓）からみた場合，CHADS$_2$ スコアや CHA$_2$DS$_2$-VASc スコアの点数に関係なく多い，重症度もスコアに無関係といえます．掘り下げ解説 14 で紹介した事例を教訓に可能な限り投与しておくことが望まれます．外来などでみていると，内科でも心房細動症例を「検査」のためと長期間抗凝固薬なしで外来フォローしている例があります．なるべく早く投与すべきです．

フレイルでも投与する場合がある

　高齢者の体重減少，易疲労感，活動量の低下，歩行や握力の低下をフレイルといい，廃用症候群の前段階といわれています[19]．

　この状態は必ずしも DOAC 投与中止の理由にはならないと思います．こうした状態で脳塞栓症が起きますと非フレイル患者以上のダメージで，死か廃用症候群となる可能性が非常に高いからです．ただし，高度なフレイルの場合，転倒事故や打撲による出血も起きやすいので，DOAC 投与は本人ないし家族からの「生への欲求・希望」や「脳死になりたくない希望」を確認して決定します（図 3）．

迷ったらウィルヒョーへ

　CHADS$_2$ や CHA$_2$DS$_2$-VASc が 0 点で投与に迷う場合，われわれは病理の基本に帰ることにしています．病理学者ウィルヒョーは血栓形成の成因を，①血液うっ滞，②血液凝固能冗進，③血管内皮障害とし，これらの重複によって生じると名言を残しています（図 4，5）．

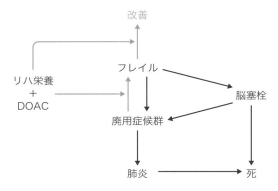

図3 フレイルと DOAC

（若林秀隆：高齢者の廃用症候群をくい止めるリハビリテーション
栄養の重要性．月刊保団連．2016；6：19-25．より改変）

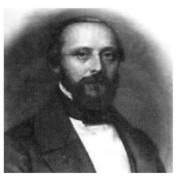

図4 ルドルフ・LK・ウィルヒョー

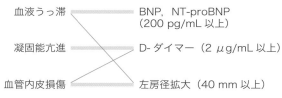

図5 C-V スコア 0 点での投与を考えるとき

　CHADS₂ にも心不全など①に相当する項目もありますが，初診時臨床的に明確でない場合もあると思います．そこであくまで私見ですが，NT-proBNP，D-ダイマー，左房径測定（拡大）を当てはめ，すでに（発作性）心房細動があるので，あと 1 項目以上あれば DOAC 投与をしています．この際，NT-proBNP は鋭敏なため，少しの圧負荷でも上昇することがあるので，われわれは 200 pg/mL 以上を有意としています．D-ダイマーは本来，線溶系のマーカーですが，安定して前段階である血栓を反映しますので，2 μg/mL 以上を陽性とし，左房径は 40mm 以上を有意に取ります．左室拡大例，特に左室拡張終末期径 left ventricular end-diastolic diameter（LVDd）拡大例も考慮に値します．ただ，気をつけなくてはならないのは，D-ダイマーは手術の出血や DOAC による出血でも上昇することで，ここを総合的に勘案して DOAC 投与を決定することが必要です．参考の一助にはなると思います．

　以上，DOAC の選択，効果，担送を急がなければならない症例，低スコアで迷った場合など略記しました．

文献
1.　長尾毅彦：心原性脳塞栓．神経・精神疾患診療マニュアル．日本医師会編．南山堂，2013．
2.　小田倉弘典：抗凝固療法ガイドラインと HAS-BLED スコア．Thrombosis Medicine．2013；3：70-74．
3.　循環器病の診断と治療に関するガイドライン：心房細動治療（薬物）ガイドライン（2013 改訂版）．日本循環器学会，2013．
4.　Shaefer JK, et al: How to choose appropriate direct oral anticoagulant for patient with nonvalvular atrial fibrillation. Ann Hematol.2016;95:437-449.
5.　Shields AM & Lip GYH:Choosing the right drug to fit the patient when selecting oral anticoagulant for stroke prevention in atrial

fibrillation. J Int Med.:2015;278:1-16.

6. 堀正二ほか：心房細動患者における心血管イベントの疾病負担：ダビガトランおよびワルファリンの医療経済的効果. Pharma Medica.2015；33：87-95.

7. Chen YH, et al: Cardiovascular, bleeding, and mortality risks of dabigatran in asians with nonvalvular atrial fibrillation. stroke.2016;47:447-449.

8. Murata N, et al: Clinical outcomes of off-label dosing of direct oral anticoagulant therapy among Japanese patients with atrial fibrillation identified from the SAKURA AF Registry. Circ J.2019;83（4）:727-735.

9. Yao X, et al: Non-vitamin K antagonist oral anticoagulant dosing in patients with atrial fibrillation and renal dysfunction.J Am Coll Cardiol.2017;69（23）:2779-2790.

10. Saito S, et al: Reduced smoke-like echo and resolved thrombus in the left atrium with rivaroxaban therapy in an acute cardioembolic stroke patient. J Stroke and Cardiovascular Diseases.2014;23:1747-1749.

11. Vidal A, et al: Dabigatran and left atrial appendage thrombus. J Thromb Thrombolysis. 2012;34:545-547.

12. Takasugi J, et al: Dissolution of the left appendage thrombus with rivaroxaban therapy. Cardiovascular Dis.2013;36:322-323.

13. Kawakami T, et al: Resolution of left atrial appendage thrombus with apixaban. Thrombosis Journal.2013;11:26.

14. 堀越健生ほか：Edoxaban で消失し得た左房内血栓の一例. 第 239 回日本循環器学会関東甲信越地方会（会）. 2016. 2. 6. 東京.

15. ウロキナーゼ. 医薬品インタビューフォーム. 持田製薬, 1988 年発売.

16. 若狭麻衣：緊急摘出手術を要した左房内異常構造物の 4 例. 高松赤十字病院, 第 27 回モーニングセミナー（会）. 2015 年 9 月 3 日.

17. 慶應義塾大学病院 心臓血管低侵襲治療センター ホームページ.

18. 宮越　陸ほか：脳卒中センターに搬送された非弁膜症性心房細動由来の心原性脳塞栓患者における危険因子からみた CHADS₂ スコアの成因意義について. Pharma Medica. 2011；29：189-193.

19. 若林秀隆：高齢者の廃用症候群をくい止めるリハビリテーション栄養の重要性. 月刊保団連. 2016；6：19-25.

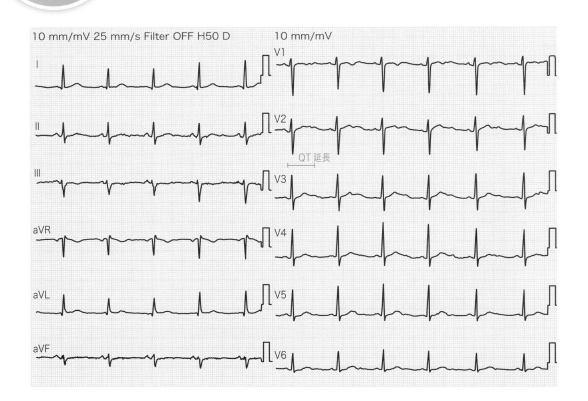

10 mm/mV 25 mm/s Filter OFF H50 D　　10 mm/mV

QT 延長

心電図自動診断の結果

性別：男　　年齢：49 歳　　169.8 cm　70.1 kg　BMI 24.3　132/82 mmHg
心拍数　　65 bpm　　　ミネソタ（02-01）
PR 間隔　　144 ms　　　9-4-1
QRS 幅　　104 ms
QT/QTc 間隔　　556 / 568 ms
P/QRS/T 軸　　68 / −12 / 19°
RV5/SV1 値　　1.520 / 1.455 mV
RV5 + SV1 値　　2.975 mV

1100　洞調律
8304　QTc 延長〔QTc 間隔＞ 450 ms〕
9151　＊＊　abnormal ECG　＊＊＊

➤ 患者概要

　49 歳男性，身長 169.8 cm，体重 70.1 kg，BMI24.3，血圧 132 / 82 mmHg．病歴として 4〜5 年前から不整脈を指摘され定期通院しています．家族歴では特記事項はなく，突然死もありません．

➤ この症例の読み方

　心電図は QT 時間が 550 ms と高度延長し，QTc 間隔も 568 ms と著明に伸びています．本例では，不整脈の既往，高度な QT 延長から先天性 QT 延長症候群が考えられます．

　QT 延長症候群 long QT syndrome (LQTS) は，心電図において QT 延長を認め，心室頻拍 ventricular tachycardia (VT) や心室細動 ventricular fibrillation (VF) を来し失神や突然死の原因になる症候群です．

　QT 延長症候群は先天性と二次性があり，先天性は学校健診が行き届いた現在では修学中に発見されることが多いと思います．また，すでに病院で定期的フォローを受けていて成人後に各社の企業健診でみられることもあります．本症候群で起きる心室頻拍の特徴は torsade de pointes (TdP) といわれる多形性心室頻拍で，針につくねじれた房毛を意味します[1]．

　病院にかかっていない場合は「要精査」としますが，本例は定期通院していますので「治療中」という扱いになります．

　現在の心電図自動診断においては QT 間隔，QTc 間隔ともほぼ正確に打ち出されますので計測点や自己測定にこだわる必要はありません．QTc 間隔は心拍数によって QT 間隔を補正した値で，女性で 460 ms，男性で 450 ms を超えた場合を QT 延長と判断します[2]．大まかに言って **QT 460 ms 以上を要精査**とし，**480 ms 以上は QT 延長症候群の可能性が高い**といえます．

　QT 延長症候群については，掘り下げ解説 15 もご参照ください．

➤ 検診医の最終判定

　治療中

本症例からの 学び

● QT は 460 ms 以上で要精査，480 ms 以上は QT 延長症候群の可能性が高いと考えましょう．

文献
1) 森　博愛：遺伝性不整脈．医学出版社，2009.
2) 磯部光章，奥村　謙 監修：Electrocardiography A to Z．心電図のリズムと波を見極める．日本医師会雑誌．2015；144 特別号 (2).

QT延長症候群について

先天性 QT 延長症候群の診断基準を示します．基本となるのは 2011 年の Schwartz らの基準です（表1）[1]．さらにこれを実質的に臨床応用する際の三大陸合同基準を記します（表2）[2]．本例は二次的要因がないとすると，検診の範囲だけですが，Schwartz の基準は少なくとも

表1 QT 延長症候群の診断基準（Schwartz）

1．心電図所見	
a）QTc 間隔（Bazzet の式での算出）	
● ≧ 480 ms$^{1/2}$	3点
● 460〜479 ms$^{1/2}$	2点
● 450〜459 ms$^{1/2}$（男性）	1点
b）運動後の QTc ≧ 480 ms$^{1/2}$	1点
c）多形性心室頻拍	2点
d）交代性 T 波	1点
e）3 誘導以上での notch T 波	1点
f）徐脈	0.5点
2．臨床症状	
a）失神	
●ストレス時	2点
●非ストレス時	1点
b）先天性聾	0.5点
3．家族歴	
a）QT 延長症候群の家族歴	1点
b）30 歳未満の突然死	0.5点

3.5 点以上：確実．1.5〜3 点：疑い．1 点以下：可能性低い．
多形性心室頻拍と失神あるいは QT 延長症候群と突然死の家族歴は同時に加算しない．

〔Schwartz PJ, et al:QTc behavior during exercise and genetic testing for the long-QT syndrome. circulation.2011;124:2181-2184. より引用〕

表2 QT 延長症候群 HRS/EHRA/APHRS による診断基準

1．確定
a）Schwartz らのスコアで 3.5 以上
b）病原性のある遺伝子変異の同定
c）再現性をもって QTc 間隔が 500 ms 以上
2．疑い
QTc 間隔が 480〜500 ms の失神症例

ただし，QTc 間隔の計測は QT 延長を来す要因（薬剤，電解質異常など）がない状態のときのもの．

〔Silvia G. Prior: Executive summary: HRS/EHRA/APHRS expert consensus statement on the diagnosis and management of patients with inherited primary arrhythmia syndromes.EP Europace, 2013; 15（10）:1389–1406.〕

4点で確実です．HRS/EHRA/APHRS による基準では QT 間隔が再現性をもって 500 ms 以上なら，それだけで確定となります（表2）．

二次的に QT 延長を来す要因としては主に薬剤と電解質異常があります．薬物としては抗不整脈薬，向精神薬，抗菌薬，抗真菌薬，電解質異常では低カリウム血症，低マグネシウム血症，低カルシウム血症などが重要です（表3）．

さらにこうした要素が重複しますと QT 延長を起こす確率が著しく高くなります[3]．また，薬剤性（二次性）QT 延長症候群の 5～20％に先天性 QT 延長症候群の原因遺伝子の不完全型

表3-⑴ QT 延長を生じる可能性がある薬物

抗不整脈薬	Vaughan-Williams 分類 　Ⅰa群　quinidine, disopyramide, procainamide 　Ⅲ群　　sotalol, dofetilide, amiodarone
向精神薬	フェノチアジン系，三環系および*四環系抗うつ薬*，*セロトニン再取り込み阻害薬*
利尿薬	サイアアザイド系利尿薬，ループ利尿薬
抗菌薬	erythromycin, *pentamidine*, *ketoconazole* など
抗ヒスタミン薬	terfenadine など
高脂血症薬	*probucol*
健胃・消化薬	cisapride, H_2 受容体拮抗薬
HIV 治療薬	プロテアーゼ阻害薬（lopinavir など）
抗腫瘍薬	*三酸化二ヒ素製剤* など
その他	グリチルリチン，甘草，有機燐系殺虫剤

下線：I_{Kr} 抑制．斜字：HERG trafficking 異常．
〈上記薬物による QT 延長を増強する背景因子〉
① QT 延長症候群（潜在性），②徐脈（完全房室ブロック，洞機能不全症候群），③電解質異常（低カリウム血症，低マグネシウム血症，低カルシウム血症）
　（「相庭武司：QT 延長症候群の治療の実際，不整脈症候群—遺伝子変異から不整脈治療を捉える（池田隆徳，清水 渉，高橋尚彦編），p.34, 2015, 南江堂」より許諾を得て転載）

表3-⑵ 後天性 QT 延長症候群の原因

薬 剤	抗不整脈薬，抗菌薬，抗真菌薬，抗アレルギー薬，消化器病薬，向精神病薬，抗がん薬など
電解質異常	低カリウム血症，低マグネシウム血症，低カルシウム血症
徐 脈	洞不全症候群，房室ブロック
代謝異常	甲状腺機能低下症，糖尿病，神経性食思不振症
心疾患	心筋梗塞，急性心筋炎，心筋症（たこつぼ型心筋症），重症心不全
中枢神経疾患	クモ膜下出血，脳出血，脳梗塞，頭部外傷，脳外科手術

（森　博愛，丸山　敬：徹底解説！心電図～基礎から臨床まで．p.184, 医学出版社，2015. より引用）

表4 QT 延長症候群の各型と特徴

	LQT1	LQT2	LQT3
頻　度	40 ％	40 ％	10 ％
T　波	幅広い T	低くノッチ 2 峰性	終末に尖る
torsade de pointes の原因	水泳運動直後	音刺激 急な緊張 妊娠前後	安静時，睡眠中
β遮断薬有効	74 ％	63 ％	不明
メキシレチン有効	－＋＋＋	－＋＋＋	－＋＋＋＋
備　考	水泳中，直後に注意	低カリウムを避ける カリウム補充	徐脈で起こるためペースメーカも有効

（清水　渉：遺伝性不整脈の最近の話題．第 423 回循環器研究会（会）．東京保険医協会．2016．4．20．
東京．資料より改変引用）

変異が認められ，潜在型である可能性があります[3]．

　QT 延長症候群の原因遺伝子としては現在まで 13 種類の遺伝子が報告されていますが，このうち LQT1〜LQT3 で全体の約 90 ％を占めます[2]．LQT1〜LQT3 の大まかな分類を表 4 に示します[4]が，必ずしも不整脈の発作状態，T 波の形からだけでは各型を診断できません．家族歴，既往歴，失神や不整脈の発作状況を詳しく聞いた上で，確定診断は遺伝子診断が必要です（表 4）．

文献
1)　Schwartz PJ, et al: QTc behavior during exercise and genetic testing for the long-QT syndrome.Circulation.2011;124:2181-2184.
2)　池田隆徳，清水　渉，高橋尚彦：不整脈症候群．遺伝子変異から不整脈治療を捉える．南江堂，2015.
3)　森　博愛，丸山　徹：徹底解説！心電図—基礎から臨床まで—．医学出版社，2015.
4)　清水　渉：遺伝性不整脈の最近の話題．第 423 回循環器研究会（会）．東京保険医協会．2016．4．20．東京．

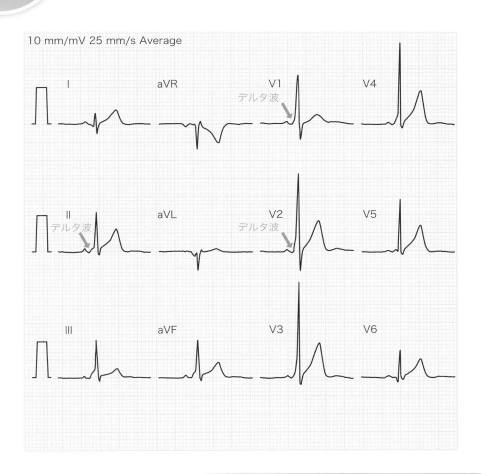

10 mm/mV 25 mm/s Average

心電図自動診断の結果

性別：男　　年齢：20 歳　　　166.8 cm　65.6 kg　BMI 23.7
心拍数　　　65 bpm
PR 間隔　　114 ms
QRS 幅　　122 ms
QT/QTc 間隔　　382 / 393 ms
P/QRS/T 軸　　56 / 89 / 53°
RV5/SV1 値　　1.470 / 0.400 mV
RV5 + SV1 値　　1.870 mV
1100　洞調律
2210　PR 短縮
2216　WPW 症候群（タイプ A）
9151　＊＊　abnormal ECG　＊＊＊

➤ 患者概要

20 歳男性，身長 166.8 cm，体重 65.6 kg，BMI 23.7．既往歴，家族歴ともに異常なく，自覚症状もありません．

➤ この症例の読み方

心電図は PR 間隔短縮 114 ms<120 ms，QRS 間隔延長 122 ms>120 ms，デルタ波の存在から Wolff-Parkinson-White (WPW) 症候群と診断できます[1]．

WPW 症候群は特有の心電図波形を示し，頻脈性不整脈を高率に合併します．そして同一人でもときに正常波形を示すことがあります．WPW 型心電図のみを示して頻脈発作のない例は検診や人間ドックで偶然発見されることが多いといわれています[1]．

われわれの調査では健診例中 0.2%の有所見率であり[2]，一般人口での有病率も 0.1 %前後という報告が多いため，全体的には 0.1〜0.2 %としてよいと思われ，性差では男性に多いとされています[3]．

先天性心疾患では Epstein 奇形に合併することも多く有名です．

WPW 症候群全例に不整脈を合併するわけではありませんが，中には発作性上室頻拍や頻脈性心房細動，さらには心室細動に移行し突然死する例もあるため注意が必要です[3]．

WPW 症候群は V_1 誘導の QRS 波形によって A，B，C の 3 型に分けられます．A，B，C それぞれ副伝導路の心室内所在が僧帽弁輪自由壁，三尖弁輪自由壁，中隔側にあります．表にまとめてみました[4]（表 1）．

表1 副伝導路と波型，分類

分　類	A　型	B　型	C　型
副伝導路の所在	僧帽弁輪自由壁	三尖弁輪自由壁	中隔側
局在（図）	左　副伝導路	右　副伝導路	副伝導路
V_1 波型	R 型	rS 型	QS 型
V_1 の特徴	R 型	rS 型	QS 型

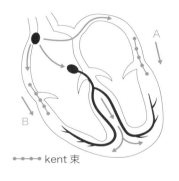

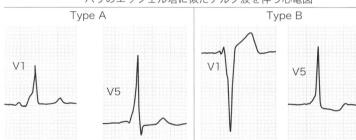

WPW 症候群
Wolff-Parkinson-White Syndrome

パリのエッフェル塔に似たデルタ波を伴う心電図

kent 束

図1 WPW はエッフェル塔

（関口守衛, 北島　敦, 矢崎善一：健診でみる上室性不整脈をどう考え，どう対処したらよいか. 診断と治療. 2004；92：1969-1975.）

　　WPW 症候群は心電図診断です．読影上最も特徴的なのはデルタ波の形状で関口はその形状をパリのエッフェル塔に例えています（図1）．心電図自動診断の得意とする疾患です．

　　本例は分類の何型でしょうか．V_1 で大きな R 波がみられるので A 型です．V_1 で大きな S 波がみられたら B 型です．

　　WPW 症候群は「要精査」とし，専門医療機関の受診が必要です．WPW 症候群はカテーテルアブレーションによって 95 ％以上の確率で根治が期待できます[5]．また，動悸などの自覚症状や不整脈発作がない例でも，医師やパイロット，公共交通機関の運転手などの人命にかかわる職種も社会的適応によって同療法が行われることもあります[5]．

▶ 検診医の最終判定

　　要精検

本症例からの　学び

● WPW 症候群は自動診断でほぼ間違いなく検出されます．
● WPW 症候群はその副伝導路の所在によって A～C の3型に分けられます．心電図上は V_1 で判定します．
●カテーテルアブレーションが著効します．この治療は無症状，無不整脈でも状況により社会的適応があります．

ポイント

　　WPW 症候群はエッフェル塔のようなデルタ波，PR 間隔短縮，QRS 間隔延長から診断されます（図1）[6]

　　●関口語録：WPW はエッフェル塔，ブルガダは合掌造り．

文献

1) 森　博愛，西角彰良，野村昌弘，渡部克介：心電図とベクトル心電図．医学出版社，2002.
2) 北島　敦，関口守衛，矢崎善一：健診心電図異常から心疾患を診断する（Ⅱ）．診断と治療．2003；91：1279-1285.
3) 森　博愛，丸山　徹：徹底解説！心電図―基礎から臨床まで―．医学出版社，2015.
4) 磯部光章，奥村　謙 監修：Electrocardiography A to Z. 心電図のリズムと波を見極める．日本医師会雑誌．2015；144 特別号（2）.
5) 池田隆徳，清水　渉，高橋尚彦：不整脈症候群 遺伝子変異から不整脈治療を捉える．南江堂，2015.
6) 関口守衛，北島　敦，矢崎善一：健診でみる上室性不整脈をどう考え，どう対処したらよいか．診断と治療．2004；92：1969-1975.

心アミロイドーシスは検診心電図でほぼ診断できる！
―特に重要なコンビネーション診断―

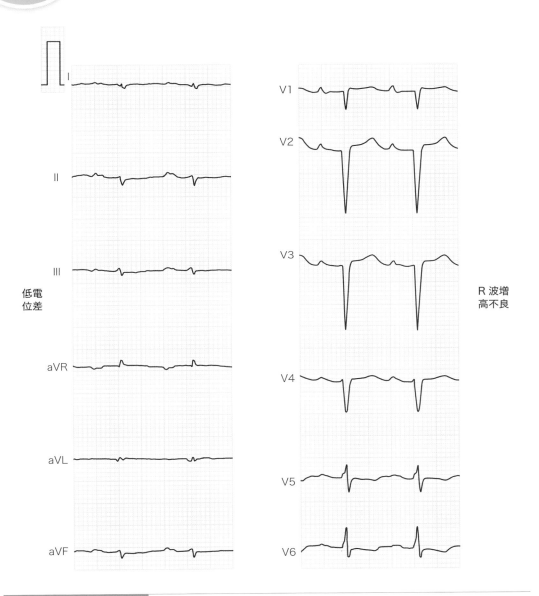

低電
位差

R 波増
高不良

心電図自動診断の結果

性別：女　　年齢：60 歳　　159 cm　　48 kg　　BMI 19.0　　108 / 65 mmHg

心拍数　93 bpm.

R － R　　0.643 秒

P － R　　0.225 秒

QRS　　　0.090 秒

QT	0.357 秒
QTc	0.445
軸	-128°
RV6	0.47 mV
SV1	0.42 mV
R + S	0.89 mV

410	PR 延長	
751	前壁梗塞	V₁, V₂ (6)
632	軽度 ST-T 異常	V₅, V₆
131	低電位差 (四肢誘導)	

6-3,1-1-2;A,4-3-1;L
5-2-1;L,9-1-1,9-4-2

➔ 患者概要

長野県の工場に勤務する 60 歳女性です．身長 159 cm，体重 48 kg，IBM 19.0，血圧 108/65 mmHg．自覚症状は特にありませんが，病院にて加療中です．

➔ この症例の読み方

心電図自動診断では，① PR 延長，②前壁梗塞，③軽度 ST-T 異常，④低電位差と記載されています．それでは心電図をみていきましょう．まず，肢誘導の低電位差が顕著です．次に順に P 波に注目すると，Ⅱ誘導の P が幅広く 2 峰性です．これは一般に心房負荷の所見です．

さらに，R 波をみると，胸部誘導では V₁〜V₃ で QS ないし rS，V₄ で rS の波形を呈しています．全体に V₁〜V₄ まで R 波減高 (R 波増高不良 poor R-wave progression) を認めます．このことから，心臓の前壁中隔に起電力の低下を来す何らかの心筋病変が広範囲に存在することが疑われます．

本症例は追跡調査で，昨年度の検診にて前壁中隔 (陳旧性) 心筋梗塞の疑いで要精密検査とされ，ある専門医の下で心アミロイドーシスとして管理されていることが判明した症例でした．

なお，本症例の診断のポイントとして，四肢低電位差があるにもかかわらず，心室中隔肥厚があるという乖離する 2 つの所見の共存があります．この 2 つが共存するというコンビネーションが重要となります．

四肢低電位差は，われわれの調査では検診中 0.6 ％にみられます[1]．低電位差はアミロイドーシスの他には肥満や肺気腫，甲状腺機能低下や胸水貯留・心膜液貯留でも起こり得ます[2]．

また，通常，高血圧などで心室肥大のある場合，高い R 波やストレイン型 ST-T 変化がみられますが，心アミロイドーシスの場合はそれがなく，胸部誘導で心筋梗塞様の所見がみられるのが特徴です[3]．

ついでながら，症例 13 で記載した原発性心筋症の肥大型心筋症 hypertrophic cardiomyopathy (HCM) のように中隔の起電力が増して，胸部誘導の R 波の電位が変化す

る現象（前方弓状突出：関口）もみられず，起電力はアミロイドの沈着で下がる一方なので，QS ないし R 波増高不良となります．より詳しくは掘り下げ解説 16 をご参照ください．

▶ **検診医の最終判定**

　治療中

本症例からの 学び

● 本例のように心アミロイドーシスは，
① 肢誘導低電位
② 右側胸部誘導 QS パターンあるいは poor R-wave progression
③ 房室伝導障害
④ 軸偏位
などが特徴的とされます．これらの組み合わせ（特に①＋②）が重要です．

1）　北島　敦，関口守衛，矢崎善一：健診心電図異常から心疾患を診断する〔Ⅲ〕．診断と治療 2003；91：1451-1457.
2）　森　博愛，丸山　徹：徹底解説！心電図—基礎から臨床まで—．医学出版社，2015.
3）　本郷　実，武田　正，関口守衛：心筋虚血以外の心疾患．心アミロイドーシス．綜合臨床．1999；48（4）：693-699.

心電図所見と心アミロイドーシス

　心アミロイドーシスは，アミロイドの心臓への沈着により心障害を来した状態とされています．全身性アミロイドーシスの一病態であることが多いのが現状ですが，アミロイドーシスは心合併症により予後が左右されますので，その発見は極めて大事です．特に遺伝性 ATTR（トランスサイレチン）心アミロイドーシスに対してタファミジス[1]やパチシラン[2]が使用可能となった現在は，早期診断はますます重要となってきています．

　最近の発表をみても途中経過や続発症から診断に至った例が多く，受診当初からの診断は難しいように思えます[3,4]．

　しかし，検診や外来受診で心電図を取り，自動解析装置さえあれば，当初から心アミロイドーシスの疑診を抱き，確定診断に至ることができる各型共通の重要なポイントがあります．

Poor R-wave progression（R 波増高不良，R 波減高）について（表 1）

　胸部誘導の R 電位は正常では V_1〜V_4 にかけて徐々に高くなり，V_5 で最も高く R ＞ S となります．ところが，V_1〜V_4 まで R 電位が低く 2〜3 mm という場合があり，これを R 波増高不良 poor R-wave progression といいます．よく知られている心筋梗塞の所見ですが，ST 上昇型心筋梗塞 ST elevation myocardial infraction（STEMI）では異常 Q 波がみられる前に R 波減高がみられることが多いとされ，非 ST 上昇型前壁心筋梗塞でも R 波減高のみのこともあります．このように R 波の減高は心筋起電力の低下を意味し，心筋炎では急性期に R 波減高がみられます．アミロイドーシスの場合，さらに極端な V_1〜V_3 の Q 波（QS 波）がみられます（表 1）[5]．

表1 R 波の減高

胸部誘導の R 電位は正常では V_1 から V_4 に向かって徐々に高くなり，V_5 で最も高く R ＞ S となる．
ところが，$V_{1~4}$ まで R 電位が低く 2〜3 mm という場合があり，これを R 漸増高不良（poor R-wave progression）という．
この所見を呈するときは以下の病態を考慮する．

1. 貫壁性心筋梗塞では異常 Q 波の出現する前の時期に R 波の減高がみられることが多い．また，Q 波が見当たらない前壁心筋梗塞でも R 波の減高のみに終始することもある．
2. 心筋炎　急性期に R 波の減高がみられる．
3. 各種の心筋疾患　心筋の起電力が低下するため．
4. 心臓の位置の異常　漏斗胸，滴状心など．
5. 慢性閉塞性肺疾患（COPD），肺気腫．
6. 左室肥大，右室肥大．
7. 左脚ブロック．
8. 時計回転心電図．

（北島　敦，関口守衛，ほか：健診で発見された異常 Q 波の精査 3 症例．診断と治療．2003；91：2155-2161．より改変）

胸部誘導所見の取り方

　心電図の所見を取る場合，1つ1つ正しく評価していくことが重要です．V₁ に QS 波が認められても，V₁ だから優位に取らないと声高に言う人がいますが，これは間違いです．まず，所見として V₁ の QS を取り，V₂ はどうか？　V₃ はどうか？　と他に何誘導まであるか，V₄ までどう変化していくか，通常通り V₅ で最大となっているのか？　と全体を俯瞰し，見極めることが重要です．poor R-wave progression の約 20 ％は時計回転などの正常例といわれていますが[6]，逆に言うと約 80 ％は病的心といえます．

超音波検査での左室肥大は重要～実地医家でも診断可能

　組織学的には左室肥大ではありませんが，アミロイド沈着により左室壁厚は肥大してみえます．前述の心電図四肢低電位差と組み合わせることにより感度72～81 ％，特異度91～100 ％の診断率とされています[7, 8]．心臓MRIほど安定した高診断率ではありませんが，まずまずの成績です．クリニックや健診センターに心エコー装置まであれば，実地医家でも十分診断可能です．

アミロイドーシスについて

　アミロイドーシスは特異な蛋白質で，臓器や組織の細胞外に沈着する疾患であり，心臓への沈着により心障害を来した病態を心アミロイドーシスといいます．全身性アミロイドーシスの一病態として起こることが多いとされます．ここでは皮膚アミロイドーシスや限局性結節性アミロイドーシスは除いてあります（表2）[7]．

　これらのうち，高率に心アミロイドーシスを来すのは AL アミロイドーシスで，次いで家族

表2 心アミロイドーシスの分類並びに治療法・予後

タイプ	前駆蛋白	臓器浸潤	心電図変化
AL（原発性）◎	免疫グロブリン軽鎖	心，腎，肝，末梢・自律神経，消化管，軟部組織	低電位差，心房粗・細動，V₁～V₃の QS，R 波増高不良
AA（続発性）	アミロイド A	腎臓 心臓はまれ	心臓沈着は少ない
ATTR（遺伝性）◎ 変異型	異型トランスサイレチン	末梢・自律神経，腎臓，心臓	低電位差，伝導障害，V₁～V₃の QS，R 波増高不良
ATTR（老人性）野生型	正常型トランスサイレチン	全身びまん性	各種脚ブロック，左室肥大，左房負荷，左房ブロック，心房細動
β₂ミクログロブリン（透析）	β₂ミクログロブリン	骨，関節など 心臓は無症候性	心臓沈着は少ない
AANF（心房孤発性）	ANP	心房	データは少ないが，心房粗・細動の可能性あり

◎は重要

（園田信成ほか：心アミロイドーシス．新しい診断と治療のABC-心筋症．松崎益徳ほか編．p.202．最新医学社，2008．より改変）

遺伝性アミロイドーシス，老人性全身性アミロイドーシスです．これらは循環器科医師も遭遇する可能性は大です．AA アミロイドーシスや透析アミロイドーシスは心臓沈着が少ないとされています[7]．

　老人性全身性アミロイドーシスは拡張障害型心不全 heart failure with preserved ejection fraction（HFpEF）を来す原因とされ，高齢発症が多く，当然発症の高齢化に伴い，心房細動，心肥大，虚血性心疾患の所見が多くなるのは自明の理です．

　したがって，アミロイドーシスのうち，早期にその特徴的所見から診断できるのは AL アミロイドーシスと家族遺伝性 ATTR アミロイドーシスということになります．この 2 つは経過により，前述した心電図所見に加えて，心房粗・細動や各種伝導障害を合併しながら進展していくとされています[9]．

　重要なのはまず診断することであり，そのためには疑診をもつことが重要です．

　本症例とは別に，われわれが関わった，心電図異常発見を糸口として心アミロイドーシスの診断がなされた実例を示します．起立性低血圧にて通院加療中．検診にて R 波増高不良を呈し，精密検査を行い，心アミロイドーシスと判明した例です（図 1）[5]．

　以上のように，心電図波形で疑診をもつことにより，心超音波検査との組み合わせでほぼ診

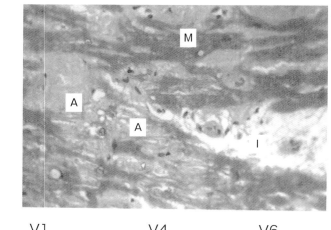

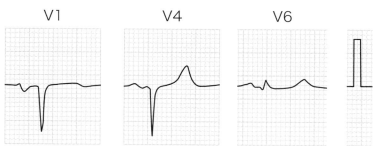

図1
56 歳女性．心電図は R 波増高不良を呈し，起立性低血圧が認められた．右心室心内膜心筋生検で心筋アミロイドーシスの診断が確定した（H-E 染色）．
M：心筋細胞，A：アミロイド物質，I：心筋間質
（北島　敦，関口守衛，矢崎善一：健診心電図異常から心疾患を診断する〔Ⅰ〕．診断と治療．2003；91：1098-1104.）

断が付きます．組織診により確定となりますが，現在ではさらに心臓 MRI 検査での確認が有用です．造影遅延 MRI による心アミロイドーシスの診断能は感度 80％，特異度 94％と，感度に比し特異度が高いため ⁵⁾（陽性尤度比が高く），今や確定診断に至るには必須の検査といえます．また，^{99m}Tc による骨シンチグラフは ATTR 診断に有効とされています．

　特に信州（長野県）では家族性遺伝性 ATTR アミロイドーシスの多発がみられ，検診では重要です．熊本県，石川県にも集積地があります ¹⁾．他県の検診であっても，散発例は存在し得ます．検診で，集積地出身者の心電図異常についてはアミロイドーシスに注意を払う必要があります．一般病院では RI 検査より MRI 検査のほうが早くできるため，いち早い確定診断は MRI 検査ということになります．造影遅延 MRI での中隔右室側を含むびまん性心内膜下造影遅延所見が特徴的で，「white heart」とか「white frame」と称される ^{10, 11)}のも雪国長野を表しているようです．やはり早期診断が最も重要と思われます．

　以上，3 つの「低」をみた場合には以下を念頭に置きましょう．
低血圧で低電位差，さらに低 R 波は心アミロイドーシスを疑う．

文献
1）　山下太郎，安東由喜雄：タファミジス：遺伝性トランスサイレチンアミロイドーシスに対する蛋白質安定化剤．心臓．2017；49（5）：438-443.
2）　Adams D, Gonzalez-duarte A, et al: Patisiran, an RNAi Therapeutic, for Hereditary Transthyretin Amyloidosis. N Engl J Med. 2018;379（1）:11-21.
3）　平田　武，橋本昌樹ほか：持続性低血圧を契機に診断に至った心アミロイドーシス症例．第 650 回日本内科学会関東地方会（会）．2019 年 5 月 18 日．東京．
4）　豊田祥子，小森孝洋ほか：右房内血栓を契機に診断に至った AL アミロイドーシスの一例．第 650 回日本内科学会関東地方会（会）．2019 年 5 月 18 日．東京．
5）　北島　敦，関口守衛，矢崎善一：健診心電図異常から心疾患を診断する〔I〕．診断と治療．2003；91：1098-1104.
6）　森　博愛，丸山　徹：徹底解説！心電図―基礎から臨床まで―．医学出版社，2015.
7）　園田信成ほか：心アミロイドーシス．新しい診断と治療の ABC-心筋症．松崎益徳ほか編．p.202．最新医学社，2008.
8）　Rahman JE, Helou EF, Gelzer-Bell R, et al: Noninvensive diagnosis of biopsy-proven cardiac amyloidosis. J Am Coll Cardiol. 2004; 43:410-415.
9）　本郷　実，武田　正，関口守衛：心筋虚血以外の心疾患．心アミロイドーシス，綜合臨床．1999；48（4）：693-699.
10）　後藤義嵩，佐久間　肇：MRI による心筋疾患の診断．日内会誌．2016；105（10）：2041-2047.
11）　坂本　央：連想心電図．波形と疾患のロジック．18．心筋症の心電図を読む．Heart View. 2016；20（13）：1232-1246.

関口教授のミニ講義　アミロイドーシス

●アミロイドーシスとは

アミロイドーシスとは特異な蛋白「アミロイド」の細胞外沈着を本態とする疾患です. 全身性アミロイドーシスの中でも AL アミロイドーシスおよび I 型家族性アミロイドポリニューロパチーfamilial amyloid polyneuropathy（I 型 FAP）では高率に心病変が存在するとされます.

分類の要点

FAP の中でも非常に多いのは, ATTR（トランスサイレチン）型家族性アミロイドニューロパチー（ATTR-FAP）です. 本病態は多種の遺伝子変異から多様なフェノタイプを有するので, variant を付け遺伝性 ATTRv（amyloidogenic TTR variant）と呼ぶことが提唱されています[1].

●遺伝子変異

ATTR の遺伝子変異は 150 種以上の点変異の報告があります. 中でも 30 番目のバリン（Bal）がメチオニン（Met）に置換された V30M 変異型が最も多く, 長野県や熊本県に集積地があります. しかし, 世界各地で集積地と関係のない孤発例も多く報告されています[1].

●アミロイドーシスの心電図所見

肢誘導低電位, 胸部誘導の poor R wave progression（あるいは QS パターン）, 脚ブロック, 軸偏位などが特徴的です. また, アミロイドは刺激伝導系にも沈着するので, 心室内伝導障害 intraventricular conduction disturbance（IVCD）, すべての部位でのブロックがみられます. 心房細動を高率に合併し, 致死的心室不整脈も合併します.

Rahman らは前胸部誘導の低電位と心室中隔肥厚を組み合わせることにより, 感度72%, 特異度 91％で心アミロイドーシスを診断可能と報告しています[2].

われわれの私見では肢誘導低電位でも十分に有意で, それに poor R-wave progression, 高血圧のない（むしろ低血圧が多い）心室中隔肥厚を組み合わせることが重要と考えています.

●信州に多い家族性アミロイドポリニューロパチー

わが国最大の集積地は上水内郡ですが, 他に宮田村, 飯山市, 旧丸子町に多くみられます. FAP は末梢神経障害（下肢に初発する）, 自律神経障害, 胃腸症状ならびに心症状などを主症状とします. 遺伝形式は常染色体優性遺伝で, 全身性アミロイドーシスの形を取ります. I 型 FAP ではほぼ全例に心病変がみられ, 高率に伝導障害, また, 徐

脈性不整脈に起因すると思われる Adams-Strokes 症候群を来します．V₅，V₆ のR波減高（10 mm 以下）は本症の心電図の最も早期に出現する異常所見であることが多く，心病変早期診断には極めて重要です[3]．

●アミロイドーシスの MRI 診断

心臓 MRI 検査所見では左室の対称性肥大を示すことが多く，右室肥大を伴うことも多いとされます．遅延造影は左室側のみならず，心房・心室中隔の右室側を含めた広範心内膜下を中心に認められます．心室中隔の造影遅延と肥厚も見られ，アミロイド蛋白沈着の組織学的分布とそれに伴う細胞外液分画の増加，血管周囲の線維化と一致します．さらに乳頭筋を含む心筋の広範造影遅延がみられた場合，「白い心臓（white heart, white frame）」と呼ばれます[4, 5]．そして造影遅延 MRI における左室内血液信号の早期低下も認められ，特徴的です[5]．

●アミロイドーシスの特徴

心房中隔にも肥厚がみられます．この点は他の心筋症と異なります．

1) 安東由喜雄：家族性アミロイドポリニューロパチー（遺伝性トランスサイレチン型アミロイドーシス）．日内会誌．2019；108（8）：1552-1561.
2) Rahman JE, Helou EF, et al: Noninvasive diagnosis of biopsy-proven cardiac amyloidosis. J Am Coll Cardiol. 2004;43（3）:410-415.
3) 武田　正：家族性アミロイドポリニューロパチーの心病変の診断における 12 誘導心電図，24 時間 Holter 心電図および体表面電位図検査法の意義．信州医誌．1999；47：33-46.
4) 坂本　央：連想心電図―波形と疾患のロジック：心筋症の心電図を読む．Heart View．2016；20（13）：1232-1246.
5) 後藤義嵩，佐久間　肇：MRI による心筋疾患の診断．日内会誌．2016；105（10）：2041-2017.

漏斗胸
―Poor R-wave progression というと忘れてはならない所見―

　　V₁〜V₃ の QS パターンや V₁〜V₄ の poor R-wave progression をみた際，忘れてはならない疾患が漏斗胸です．理解しておく必要があります．

1. 漏斗胸とは：前胸部が陥凹している状態．程度は軽度のものから手術を考慮する重度のものまであります．

　　陥凹している胸骨の場所によっても個人差はありますが，最下端の剣状突起部に最陥凹点があります．われわれのデータでは，70,000 余例の検診心電図解析で 537 例（0.93%）に漏斗胸および関連疾患が発見されました．

2. 漏斗胸での心電図変化：① V₁〜V₃ の QS パターン，② V₁〜V₄ の poor R-wave progression，③ P 波の陰転ないし二相性化，④不完全ないし完全右脚ブロック，⑤ ST 上昇などを呈します．①〜③の原因は，漏斗胸により心臓がより左側に偏位したり，長軸の回転や偏位のために起こります．肢誘導に Q 波が出現したり，V₁，V₂ が QR 型波形になることもあります．④の右脚ブロックの成因は前胸部の凹みが右室前壁の興奮伝導を遅らせるためと思われます．⑤も心臓の全面にある右室が圧迫され，循環障害を主とする心筋障害を来すためであろうと推察します．

　　さらに詳細を述べると，「右脚ブロック＋右軸偏位」というのはまれな状態です．これを来す病態の 1 つが漏斗胸です．参考までに述べますと，検診心電図における「右軸偏位」は +110° 以上を取るべきです．それ以下で取っていると心疾患の疑陽性率が高くなります．

3. 症例の提示：クリニックでの症例を提示します．
35 歳女性．健診にて異常 Q 波を指摘され来院．13 年前にも指摘されたことがあります．
現症：身長 166.2 cm　体重 53.1 kg　BMI 19.2　血圧 93/64 mmHg
脈拍 60/ 分 整　心雑音なし　肺雑音なし
前胸壁，胸骨下端に軽度の漏斗胸あり
心電図：心拍数 60/ 分　V₁〜V₄ に poor R-wave progression を認めます．
経過：心エコー検査でも異常なく，経過観察としました

4. 検診や外来診療でできること：検診時には身長，体重，血圧値の他に体型異常の記載をすること，既往歴も内科的疾患以外に過去に指摘されたことを記載してもらうこと，心電図検査時に気づいた技師にすぐ報告してもらうこと（これは特に女性被検者の場合，すぐに胸壁を目視確認することは難しいので，女性検査技師からの報告は役立ちます）．検診医，診療医は心電図自動診断をうのみにせず，QS や poor R をすぐに心筋梗塞と誤認識しないことです．

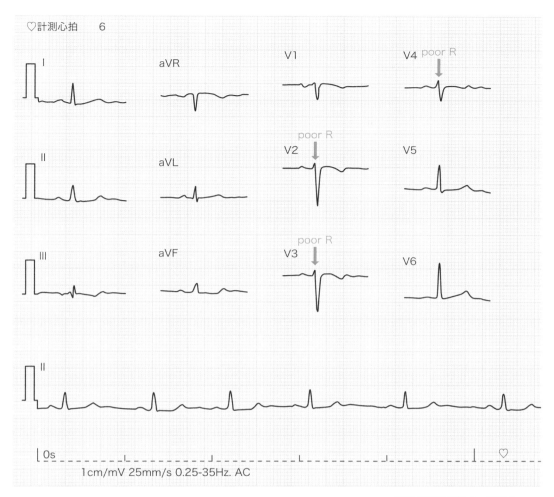

♡計測心拍　6

I　　aVR　　V1　　V4 poor R

II　　aVL　　V2 poor R　　V5

III　　aVF　　V3 poor R　　V6

II

0s

1cm/mV 25mm/s 0.25-35Hz. AC

＊医師の確認を要す＊医師名：

HR： 60 bpm	
R-R： 1.000 秒	軸： 32°
P-R： 0.169 秒	RV6：1.05 mV
QRS： 0.93 秒	SV1：0.49 mV
QT： 0.417 秒	R+S：1.54 mV
QTc：0.417	F-QTc：0.417

5. 健診心電図の重要性：健診を受ける本人はさほど意識しておらず，健診心電図から漏斗胸と判明する例も多いという点は，いかに心電図検査が重要かを物語っています．健診や心電図検査のない国では考えられないことです．外国でもアジアの国の中では健診心電図検査のある国もあります．特に日本では，心電図が迅速に検査できること，比較的低コストなことが利点です．

安静時

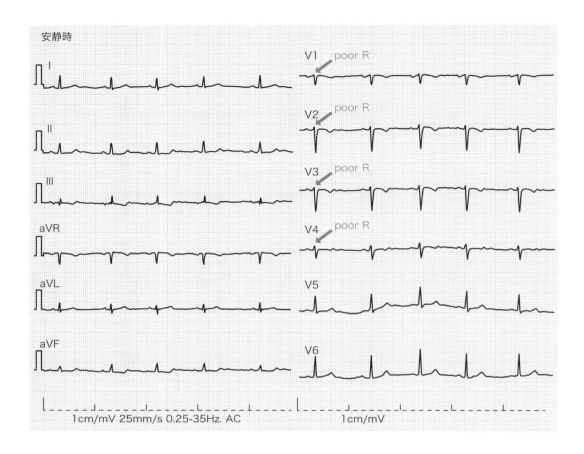

1cm/mV 25mm/s 0.25-35Hz. AC   1cm/mV

文献
1) 北島　敦，酒井達夫，関口守衛，矢崎善一：検診心電図異常から発見された漏斗胸7症例．診断と治療．2004；92：1-7.
2) 北島　敦：心臓健診における心臓精密検査例の臨床的・病理学的分析．信州医誌．2000；48：105-120.

超高齢者健診で注意すべき心電図所見

　最近は 85 歳以上の超高齢者でも地域の住民健診や人間ドックを受診される機会が多くなっています．超高齢者の場合，特に注意すべき心電図所見を以下に記します．

①左側高電位

②完全左脚ブロック

③2 度 Mobitz II 型ブロック

④新たな Q 波の出現

⑤非特異的 ST-T 波

⑥不整脈～心房粗動，心房細動など

　これらは予後に影響するため比較的速やかに精密検査を行ったほうがよいと思われます．超高齢者の場合，基礎心疾患（石灰化大動脈弁狭窄や HFpEF）の有無が重要なので，不整脈であってもまず心エコー検査を優先します．また，心房細動も前述（121～122頁）のように脳塞栓症のリスクがあるため，判然と精密検査に時間を取られないで，瞬時に CHADS$_2$ や CHA$_2$DS$_2$-VASc スコアを計算して，必要なら DOAC 投与の下で精査をしなくてはなりません．迅速な「要治療」の意味合いが深い「要精査」と考えます．

文献
・渡辺　孝，湯浅和男：高齢者の心電図：異常波形の読み方．日本メディカルセンター，2000.

健診心電図所見リスト

		判定			判定
1	右軸偏位	1〜3	40	低電位差	1
2	左軸偏位	1〜3	41	右房負荷の疑い	3
3	不（確）定軸	1	42	左房負荷の疑い	3
4	時計回転	1	43	右心室肥大の疑い	3〜5
5	反時計回転	1	44	左心室肥大の疑い（高電位差のみ）	1〜3
6	右胸心	2〜3	45	左心室肥大の疑い（ST-T 変化を伴う）	3〜5
7	洞性不整脈	1	46	左心室肥大を否定し得ず	1〜3
8	洞性頻脈	1〜3	47	高血圧性心臓病の疑い	5
9	洞性徐脈	1〜3	48	イプシロン波	5
10	心房調律・結節調律	1〜2	49	RSR′	2
11	散発性上室期外収縮	3	50	右室伝導遅延	2
12	頻発性上室期外収縮	4	51	ブルガダ型心電図の疑い　a. coved	5
13	PR 短縮	1		b.saddleback	3
14	WPW 症候群	4	52	心室内伝導遅延	3〜5
15	心房細粗動	4	53	QRS-T 角異常	1〜3
16	（発作性）上室性頻脈	5	54	ST 上昇	1〜3
17	洞房ブロック・洞停止疑い	4	55	軽度 ST 低下（0.025〜0.05mV）	1〜2
18	洞不全症候群疑い	5	56	ST 低下（0.05 mV 以上）	1〜3
19	1 度房室ブロック	3	57	非特異的 ST-T 変化	1〜3
20	2 度房室ブロック（Wenckebach 型）	2 or 3	58	T 波平低	3〜5
21	2 度房室ブロック（Mobitz Ⅱ型）	4	59	T 波陰性（V₁，V₂，Ⅲを除く）	3〜5
22	2 度房室ブロック（高度 2：1 以上）	4	60	巨大陰性 T 波	5
23	3 度房室ブロック	4	61	二相性 T 波	3
24	房室解離の疑い	4	62	T 波増高	1〜3
25	散発性心室期外収縮	3	63	冠不全の疑い	3〜5
26	頻発性心室期外収縮	4	64	心筋虚血の疑い	3〜5
27	多源性心室期外収縮	4	65	心筋障害の疑い	3〜5
28	補充収縮・補充調律	4	66	中隔心筋障害	3〜5
29	心室頻脈	4	67	陰性 U 波	3〜5
30	心室細動	4	68	QT 延長	3〜5
31	不完全右脚ブロック	1〜3	69	QT 短縮	5
32	完全右脚ブロック	3	70	S₁ S₂ S₃ パターン	1〜3
33	不完全左脚ブロック	3〜5	71	S パターン	1〜3
34	完全左脚ブロック	4	72	R 波増高不良	1〜3
35	人工ペースメーカ調律	5	73	心筋症疑い	5
36	ペースメーカ移動	3	74	左脚前枝ブロック	3
37	異常 Q 波	3〜5	75	左脚後枝ブロック	3
38	心筋梗塞の疑い	4	76	早期再分極	1〜3
39	陳旧性心筋梗塞の疑い	4	77	その他	3

判定	1 正常範囲内	2 有所見；当面無害性	3 要観察（年 1 回）	4 要精検	5 治療中
	A	B	C1	D1，D2	E

日本人間ドック学会の心電図判定区分

判定区分	
A	異常なし
B	軽度異常あるも日常生活に支障なし
C	異常があり再検査，または経過観察を要する
D1	要治療
D2	要精密検査
E	治療中

健診でチェックすべき項目（優先頻度順）

　われわれが考えた検診心電図自動解析結果の処理の仕方を示します．重要性，緊急性の高いものを列挙しました．前述したように，心房細動などはほぼ全例 DOAC が必要な時代です．いたずらに精査に時間をかけず治療しながら精査することが重要なため，日本人間ドック学会の区分法と異なりますが，要治療に入れました．

D1 要治療	心室頻脈・細動	**D2 要精査**	心室内伝導障害 120ms 以上
	心房粗動		洞頻脈 100/ 分以上
	心房細動		洞頻脈 39/ 分以下
	上室頻脈		上室期外収縮多発
	完全房室ブロック		心室期外収縮多発・多源
	高度房室ブロック		補充収縮
D2 要精査	R 波増高不良		洞ブロック・洞頻脈
	異常 Q 波		房室解離
	左室肥大		陰性 U 波
	ST 低下 (水平型 , 下降型)		QT 延長 480ms 以上
	Coved 型ブルガダ心電図		QT 短縮 358ms 以下
	Ⅱ度房室ブロック		心筋症疑い
	WPW 症候群		イプシロン波
	完全左脚ブロック		高血圧性心疾患疑い
	完全右脚ブロックにヘミブロックを伴うもの		PR 短縮

文献
1. 日本人間ドック学会人間ドック画像検査判定ガイドライン作成委員会心電図部門：心電図健診判定マニュアル．2014.
　 https://www.ningen-dock.jp/wp/wp-content/uploads/2013/09/d4bb55fcf01494e251d315b76738ab40.pdf
2. 森　博愛，丸山　徹：徹底解説！心電図—基礎から臨床まで—．医学出版社，2015.

著者あとがき

　約2年間にわたり月刊保団連に連載された「心電図の生き字引」に新原稿やトピックスを加え，株式会社南山堂のご協力で，こうして単行本化できたことを著者一同大変うれしく思っています．

　故関口守衛が考えていた構想の一部実現ができたと思っております．著者の一人関口は生前から大言壮語を大変嫌い，現実主義ではありますが，つつましく謙虚に生きる教育者で，まさに教授の中の教授でありました．

　心電図の本でも，「～秒でわかる」「あなたが～できない理由」といった攻撃的な題名のものもありますが，関口はこうした極端な比喩的題名や上から目線の題目の本を大変嫌いました．慣れてくれば，心電図読影には1分は必要ないでしょうが，少なくとも数十秒は必要であると思われますし，基本的なものさえ理解していれば詳細は読めなくともよい，むしろ自動診断をどう使いこなすかが大事であると私たちは考えます．

　「読者と著者は同じ目線の高さであるべきである．そうした本を書きたい」と関口は常々申しておりました．各ドクターにはおのおの専門分野があり，皮膚科専門医は心電図はわからずとも，彼らは循環器内科医や心臓外科医のできない皮膚診察や軟膏処方，免疫学を通した皮膚疾患の考え方ができます．同様に眼科専門医は心電図は苦手でも，循環器科医のできない水晶体や網膜の複雑手術ができます．こうした方は実地医家にもおられて，私は連日彼らのすごさを目の当たりにしています．また，ドクターだからといっておごるべからずで，Interventional Cardiologist が逆立ちしてもかなわないほどの口腔外科の高度技術をもった開業歯科医がいるのを私はよく知っています．こうした方々の技術革新には日々感嘆しています．しかし，これらの名医（名歯科医）はその地域では有名であっても，マスコミにも知られず，ぽつんとたたずんでいることが多いです．したがって，心電図が読めるとか，心臓手術ができるからといって偉いわけではありません．同時に，皆が心電図を読めるようになるよう時間を割く必要もないと思います．専門が違うわけですから．

　むしろどうやって各科依頼がスムースにいくか，読めなくてもほぼ日本全部に備わっている自動解析装置を参考に，それをどう活用し，目前の例にどういう手順を取るか，を考えるのが重要であると思います．そこで，各心電図診断の横のつながりを考えた事柄を綴ったのが本書ともいえます．関口が言いたかったのは正にこの点です．

　ここまで至るのに紆余曲折がありましたが，皆様の協力で本日を迎えることができました．資料協力をしていただいた関口教授の長女，赤穂実佳様，資料整理やコピーに協力してくれた吉村千秋嬢に感謝して最後の稿を終えます．

三原純司

索 引

【著者紹介】

三原　純司　三原内科循環器科クリニック院長

1982年杏林大学医学部卒．卒後実地修練病院（徳洲会病院など）．帝京大学第二病理学教室にて研究（1986〜1992）．心臓病理にて学位取得．現在，三原内科循環器科クリニック院長（2002〜），日本心臓血圧研究振興会研究室（2012〜）

関口　守衛

1962年群馬大学医学部卒．前ドイツ文化会館赤坂関口クリニック院長（1999〜2011），信州大学医学部第一内科教授（1988〜1999），東京女子医科大学心臓血圧研究所循環器内科教授（1973〜1988），ISFC（世界心臓連合心筋症文科会会長（1990〜1993）．日本心臓血圧研究振興会心筋症研究室主任．2016年10月逝去．

検診で使える！
心電図自動診断とのつきあい方

2020年 4 月 1 日　1 版1 刷	©2020
2024年 5 月15日　　　3 刷	

著　者
三原純司　　関口守衛
みはらじゅんじ　せきぐちもりえ

発行者
株式会社 南山堂　代表者 鈴木幹太
〒113-0034　東京都文京区湯島 4-1-11
TEL 代表 03-5689-7850　www.nanzando.com

ISBN 978-4-525-22221-5